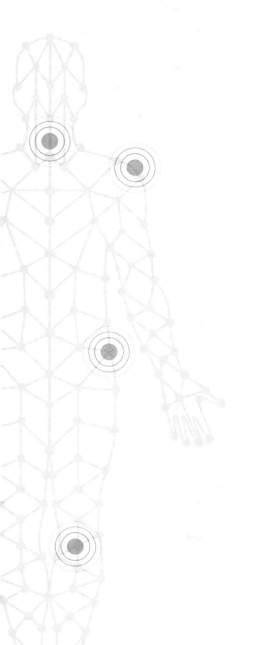

颈肩腰腿痛
特色技术精要

主编◎朱俊琛

U0334134

时代出版传媒股份有限公司
安徽科学技术出版社

图书在版编目(CIP)数据

颈肩腰腿痛特色技术精要 / 朱俊琛主编. --合肥:安徽科学技术出版社,2024.3
ISBN 978-7-5337-8989-3

Ⅰ.①颈… Ⅱ.①朱… Ⅲ.①颈肩痛-治疗②腰腿痛-治疗 Ⅳ.①R681.5

中国国家版本馆 CIP 数据核字(2024)第 058292 号

颈 肩 腰 腿 痛 特 色 技 术 精 要
JINGJIANYAOTUITONG TESE JISHU JINGYAO

主编 朱俊琛

出 版 人:王筱文 选题策划:杨 洋 责任编辑:杨 洋
责任校对:张 枫 责任印制:梁东兵 装帧设计:武 迪
出版发行:安徽科学技术出版社 http://www.ahstp.net
(合肥市政务文化新区翡翠路 1118 号出版传媒广场,邮编:230071)
电话:(0551)63533330
印   制:合肥创新印务有限公司 电话:(0551)64321190
(如发现印装质量问题,影响阅读,请与印刷厂商联系调换)

开本:710×1010 1/16 印张:16.25 字数:215 千
版次:2024 年 3 月第 1 版 2024 年 3 月第 1 次印刷

ISBN 978-7-5337-8989-3 定价:86.00 元

序言

2023年7月8日,我从成都飞往合肥。由于航班延误,使得前来接我的安徽中医药大学附属第二医院骨伤科朱俊琛主任苦苦多等了三个多小时。我和朱主任是同行,经常在骨伤科专业领域交流,乘着长三角一体化发展的东风,我们共同申报了安徽省长三角名中医工作室建设项目,此次合肥之行的主要目的就是正式启动这个项目。听说朱主任的新作刚刚定稿,借着车上的灯光,我迫不及待地先睹为快起来。

粗粗一看,映入眼帘的是临床上引起颈肩腰腿痛的一些常见病、多发病,每个病叙述得并不多,却是临床上非常实用的"干货"。朱主任介绍道:"书中都是我们日常工作中非常有效的治疗方法,整理出来是想分享给更多的同行借鉴和参考。"的确,朱主任将三十多年的临床经验进行了全面的整理和总结,并以言简意赅的文字呈现出来,传播出去,真是一件事在当代、功在千秋的大好事!

回到家里,我又花了两周的时间细细研读了全书,感觉本书有三个突出的特点:其一,在每种疾病的症状下面,用患者的语气列举了若干主诉,生动活泼,如"我头晕时感觉后脑勺沉重""我腰疼得厉害,从椅子上起来都要用手撑一把"等,这对诊疗经验相对欠缺的年轻医生来说,看到这样的描述就会有亲临诊疗现场的感觉,也会对这种疾病特征性的临床表现留下十分深刻的印象;其二,对触诊的描述十分仔细、简练,用语准确,这在"片子"医生日益泛滥的今天,是弥足珍贵的,诚如清代《医宗金鉴·正骨心法要旨》所言"手法者,诚正骨之首务哉",手法是作为诊断的"摸"法,是骨伤科医生的基本功,虽然影像学技术在日新月异地发展和进步,但在骨伤科临床上,触诊依然是重要的环节,筋伤后出现的"筋出槽"的病理状态,只有通过触诊才能被准确地甄别出来,进而才能为后面的精准治疗奠定基础;其三,每种疾病的"经验纪要"可谓是画龙点睛之笔,是朱主任多年临床的心得体会,是朱主任针对诊断或预防治疗或预防调护的心得,一语中的,点出至关紧要之处,使广大骨伤科医生对该病诊治的关键环节和技术要点更加明确,有利于大家学习、掌握和运用。

我非常乐意将此书推荐给同道们参考!是以为序。

2024年1月

上海中医药大学附属曙光医院

目录

下篇　各论 ··· 023

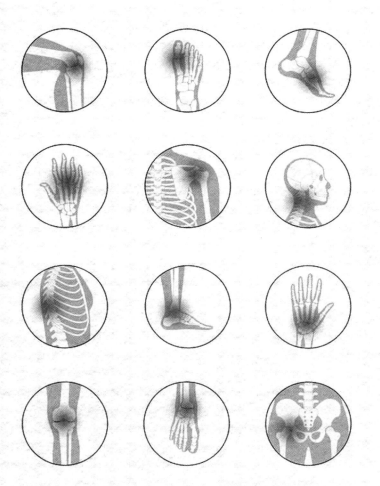

总
论

第一章　针刀疗法与操作规范

第一节　针刀疗法简介

　　针刀疗法是在1976年朱汉章教授发明小针刀器械的基础上发展起来的一种主要用于治疗软组织疾病的临床治疗方法。在经过近半个世纪的发展过程中，针刀疗法吸收了中医针灸学的精髓，同时又融合了现代医学的研究成果，其理论基础、针具器械、操作方法等日渐成熟。目前已经形成了较完善的理论和临床治疗体系，临床应用范围逐渐扩大，由开始仅限于治疗慢性软组织损伤性疾病扩大到内、外、妇、儿、五官科等多科疾病。部分中医学院校已有独立的教材和专业设置。

　　针刀疗法既有针灸针刺激穴位、疏通经络、调和阴阳的作用，又有手术刀在病灶部位精准剥离粘连、松解痉挛等恢复人体组织正常生理状态的作用。本质上它是微创的软组织松解术。

第二节　针刀的选择及术前准备

一、针刀的选择

　　根据患者的体质、年龄、病情及操作部位的需要，选取合适型号的针刀（图1-1）。

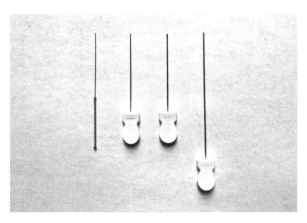

图1-1　部分型号的针刀

二、药品及特殊设备的准备

(一)麻醉药品

根据需要选择利多卡因或罗哌卡因等。

(二)急救药品

针刀治疗室应配备急救设备和急救相关药品,如气管插管包、监护仪、氧气瓶、动静脉穿刺包、多巴胺、肾上腺素等。

(三)特殊设备的准备

如肌骨超声诊断仪或C型臂X线机,必要时在CT室操作。

三、针刀操作前的准备

(一)签署针刀《治疗知情同意书》

术前,医生应先告知患者进行针刀治疗的相关准备,再与患者或其家属签署《治疗知情同意书》。

(二)针刀治疗部位的定点并标记

定点的要求将在下文进刀法中详述。首先,患者取合适的体位,操作前做好皮肤清洁,必要时予备皮。其次,进行术前常规消毒、铺巾,术者戴无菌手套。

(三)局部麻醉

根据需要选用0.25%~1%的利多卡因或其他局部麻醉药,从选定的进针部位进行局部麻醉。

第三节　针刀疗法操作规范

针刀闭合型松解减压术同外科手术一样,有其相应的专业操作规范,如持刀法、进刀法的操作规范等。掌握针刀操作规范是学习针刀治疗的基本功。现就持刀法、进刀法、运刀法的具体操作规范介绍如下。

一、持刀法

(一)单手持刀法

单手持刀法适用于刀体较短的针刀。以右手持刀为例,术者右手拇指和食指捏持刀柄,其余三指压在进针点附近的皮肤上来控制针刀刺入的深度,可防止因针刀刺入时向前的冲力过大而致针刀刺入过深,进而导致损伤深部神经、血管及脏器等。术者也可用右手拇指和食指捏持刀柄,中指和无名指扶住距刀刃上1cm处刀体的位置来控制进针的深度。

(二)双手持刀法

双手持刀法适用于刀体较长的针刀,术者通过双手持刀来保持操作的准确性和稳定性。一手的拇指和食指末节指腹相对、捏持刀柄,中指、无名指如同单手持刀法一样扶持近针刀柄部分的刀体,另一手的拇指、食指末节指腹相对、捏持近刀刃部分的刀体。双手持刀一方面起扶持作用,另一方面起控制作用,可防止右手刺入针刀时因针刀体过长而致针刀体变形,进而导致进针方向的改变。

二、进刀法

进刀是指针刀刺入(切开)皮肤,到达治疗部位的过程。参照朱汉章的"定点、定向、加压分离、刺入"四步规程进刀,现就具体操作方法介绍如下。

(一)定点

准确把握病因、病理和进针部位的解剖结构是精准定点的前提条件。定点准确与否直接关系到疗效的好坏。定点最基本的要求有三点:安全、有效、损伤小。

通常根据以下原则来确定定点的位置。

1.压痛点:压痛点即病灶所在,如屈指肌腱鞘炎的压痛点。对一些特殊部位的压痛点,术者在操作前,要熟练掌握其周围组织的解剖结构,可采用一定的辅助措施来避免医源性的损伤。如在腹股沟区压痛点进行针刀治疗,可在超声引导下进行操作,以避免损伤股动脉、股静脉、股神经;又如在胸背肌筋膜炎的背部压痛点进行针刀操作时,术者可用压手将肋骨固定于两手指指间,以避免针刀滑入肋骨上下缘而刺破胸膜,进而导致气胸的情况。

2.需要处理的组织(或病变)体表投影点:针刀的入路点并非都是病变部位。有些部位不一定有压痛,但它与病变组织有密切的关联。通过松解这些组织同样可以达到治疗目的。例如通过松解腕横韧带的尺侧、桡侧端来治疗腕管综合征,又如通过松解旋前圆肌止点来达到治疗旋前圆肌综合征,等等。

3.隐性压痛点、拮抗肌:除遵循"以痛为腧"的原则外,一些患者平时未感觉有疼痛而通过体格检查(简称"查体")发现疼痛明显的部位,术者也可将其作为定点,即隐性压痛点。临床可根据疾病的诊断、病因、病理和临床表现等,综合分析、判断或查体,寻找隐性压痛点,进而给予针刀治疗。

拮抗肌,简单来说就是当一块肌肉收缩时会造成另一块肌肉的被迫拉长,其中收缩的肌肉是"主动肌",被迫拉长的肌肉为"拮抗肌"。例如膝关节内侧疼痛时,除考虑可能为膝关节内侧的病变、闭孔神经的卡压、髋关节的病变外,还应考虑有无阔筋膜张肌和臀中肌的病变。

(二)定向

定向,即确定刀刃的方向。针刀虽小,但仍有损伤大血管、神经、脏器等重要组织的可能。因此,术者必须掌握人体重要血管、神经等组织的走行及体表投影等,并以此来确定针刀的刀口线。定向的一般原则是刀口线方向应与大血管、神经干的走行平行;在无大血管及神经干时,刀口线方向应与肌纤维的走行平行,尽量减少切割针刀通过路径处的肌肉、筋膜、肌腱组织。

定向过程中还包括确定刀体与皮肤表面所成的角度。一般情况下,刀体垂直进入体内到达治疗部位。但由于某些定点与其体内的治疗部位并不在一条垂线上,因此,术者将针刀垂直进入皮肤后,还需调整刀体与皮肤表面的角度,再继续进针。比如在治疗腰三横突综合征时,定点在横突尖处,为了防止垂直方向进刀时刀体滑过横突尖,需要术者在针刀进入皮肤后,将针尾向外倾斜一定的角度,使刀锋先到达横突背面,然后再将刀锋紧贴骨面调整至横突尖处。

(三)加压分离

加压分离包括两个方面,具体如下。

一是针刀进入皮肤前术者对病变组织的加压分离,即在针刀刺入皮肤前,术者用手指在施术部位用力按压,推开并分离肌肉、神经和血管,使这些肌肉、神经和血管远离针刀刺入路径,从而避免这些组织受到损伤。例如在进刀前,术者用左手拇指指腹用力按压治疗部位的肌肉组织,然后将针刀贴着拇指指尖进针。这样可在缩短皮肤表面与骨面或病灶直线距离的同时,防止因患者体位发生变动而导致定点位置发生变化,同时还可起到固定病变组织的作用。又如在治疗筋膜炎的过程中,条索状病变组织很容易在针刀下滑走而致针刀治疗的不到位或不彻底。此时,术者可用左手拇指或食指加压固定条索状的病变组织,以便于针刀进行松解。

二是针刀在到达治疗部位或病灶的过程中,术者对深部组织的加压分离。术者在缓慢推进针刀的过程中,当针刀碰上表面光滑、伸展性良好、游离的神经或血管时,由于这些神经、血管的自身保护作用,这些神经、血管会躲开针刀以避免自身受到损伤。因此,在操作过程中术者要缓慢推进针刀,利用针刀对深部组织加压分离,避免损伤血管及神经。

(四)刺入

针刀刺入时,术者要快速破皮、缓慢推进,即"一快三慢"。

"一快",是指要快速刺入皮下组织,快速破皮能明显减轻针刀进入时患者的疼痛感。

"三慢",是指推进针刀要慢;调整针刀方向要慢;出针速度要慢。第一个"推进针刀要慢",是指针刀破皮后,到达松解部位的过程要慢。由于各组织的组成成分不同、结构致密度不同,故刀锋通过这些组织时术者常会有不同的手感,这些手感可以提示术者目前刀锋已到达哪一种组织。如项韧带、棘上韧带、黄韧带、关节囊壁,这些组织比较致密,针刀通过时,会产生明显的阻力感,因此术者可以将这种阻力感作为针刀到达上述组织的提示。有些部位要进行"试探性"的进针,在匀速推进针刀的同时,术者应仔细体会刀下的手感,时时询问患者的感受,例如在进针过程中,患者突然出现剧痛、麻木,这说明操作可能触及了较大的神经或血管,因此推进针刀的过程要慢一些;第二个"调整针刀方向要慢",是指如果需要松解的部位较分散,术者需先将针刀缓慢退至皮下再调整针刀方向至新的治疗点,这一推进过程要慢一些,例如在松解髂腰韧带损伤时,术者在腰4、腰5横突中间与髂嵴上缘的等长线上定点,在腰4横突尖端和下缘松解,完成后退针至皮下,缓慢地将刀锋调整至腰5横突尖进行再松解;第三个"出针速度要慢",是防止出针过快可能造成治疗部位出血过多或者出现血肿,同时还需要防止刀体方向与拔出时的刀体方向不一致而造成针体折断的情况发生。

三、运刀法

运刀法,是指运用针刀治疗疾病的方法,是针刀具体实施治疗的过程,也是针刀治疗中最重要的环节。

(一)剥离法

剥离法,是指手持针刀柄沿刀口方向及垂直刀口方向做一定范围的弧形运动。常用的纵行剥离法及横行剥离法不在此赘述。

(二)切开法

切开法可松解粘连瘢痕、延长挛缩、切开减张、内引流等。例如针对腱鞘囊肿,可用针刀将囊壁以"十"字形或"井"字形切开,通过促进液体在周围组织中的吸收来达到治疗目的。再如对神经根管内外口的粘连处进行切开、松解,可用来治疗腰椎间盘突出症等。

(三)捣刺法

有些病变部位周围没有较大的神经、血管,因此治疗时可以不考虑刀口线的方向,可反复捣刺切割。例如可采用该法治疗肱骨外上髁炎的外上髁压痛和膝关节炎内侧的压痛。

(四)散刺法

散刺法,是指术者运用针刀在同一平面进行多点点刺的方法。例如肌筋膜因慢性炎症刺激所致的增生、肥厚可通过采用同一平面散刺法来改善局部组织的紧张状态。

(五)撬拨法

撬拨法,是指术者利用针刀的硬度、弹性及结构特点,并结合杠杆原理对人体骨结构或软组织的位置关系进行撬动、晃拨,以恢复骨结构或软组织之间的相对关系。这种方法在松解神经根周围组织的同时,可对神经根进行撬拨,从而改变周围组织与神经根的相对位置关系,进而达到治疗的目的。

综上所述,掌握针刀操作的基本技法可顺利进行针刀闭合型手术的简单操作(如对腱鞘炎、一些关节疾病的针刀治疗)。然而对于颈椎关节突关节囊、腰椎间盘突出的椎板间黄韧带、侧隐窝等的松解,如果术者没有良好的解剖基础知识及控刀基本功,是无法进行针刀手术的。术者只有在熟练掌握基本操作的基础上,才能掌握控刀技能,才能顺利完成针刀治疗。

四、出刀

针刀拔出时,速度要慢,以避免针体发生弯曲或折断。出针后,术者应压迫施术部位止血数分钟,再用敷贴贴于施术部位。

第四节 针刀治疗后的处理及宣传教育

一、术后处理

针刀治疗结束后,一般需留观患者 15～20 min。期间术者需注意询问患者有无不适(如头晕、乏力感、口渴、心慌、胸闷等),必要时予对症处理。如治疗过程中,患者出现药物过敏或心血管并发症时,术者应立即组织抢救。

二、宣传教育

患者应保持施术部位清洁、干燥,24～48 h 内不沾水,24 h 内不宜局部热敷、按摩及理疗,防止施术部位发生水肿或血肿。

三、功能锻炼

指导患者进行功能锻炼。如肩周炎患者术后应加强肩关节活动；颈椎病患者术后应佩戴颈托,适当卧床休息;腰椎病患者术后应适当抬高下肢,以促进肢体血液循环。

四、疼痛处理

轻度疼痛的患者,一般无须处理;中等疼痛的患者,可予非甾体抗炎止痛药;重度疼痛的患者,可予弱阿片类止痛药。如患者有神经根刺激症状,可予激素或脱水剂治疗。

其他注意事项:告知患者术后复查及下次治疗的时间。

第五节 针刀治疗的禁忌证

一、全身禁忌证

血友病及其他凝血功能异常者;发热患者;严重的糖尿病、心脑血管疾病和恶性贫血患者;精神障碍患者、严重的神经症患者;其他原因导致的体质极度虚弱、不能耐受手术者等,禁止进行针刀治疗。此外,对骨质疏松症患者有选择地进行针刀治疗,谨慎操作。

二、局部禁忌证

局部有脓肿、坏死组织、恶性肿瘤的患者及施术部位有重要器官、大血管、神经干等无法避开者,术者应先评估患者病情,再确定治疗方案,有选择地进行针刀治疗。

第二章 注射疗法与操作规范

第一节 注射疗法简介

　　注射疗法,是指通过在关节和软组织处注射药物来治疗骨骼、肌肉疾病的方法。自1949年Hench等发现糖皮质激素可以缓解类风湿关节炎的症状以来,糖皮质激素便经常用于治疗疼痛性疾病。近年来糖皮质激素在慢性疼痛的治疗、应用上取得了明显的进展。

　　内源性糖皮质激素由肾上腺皮质束状带分泌,通过与受体结合、介导基因表达而发挥药理学效应。其治疗疼痛的药理机制包括抗炎、免疫抑制和神经调节作用。其在炎症早期能减少渗出、水肿及毛细血管扩张,改善微循环,降低伤害性感受器的敏感性,缓解红、肿、热、痛和痛觉敏化;在炎症后期,基因组效应可抑制毛细血管和成纤维细胞的增生、胶原沉积,可防止粘连和瘢痕的形成,预防和缓解慢性疼痛。

　　糖皮质激素局部注射常用来治疗肌腱韧带劳损、肌筋膜炎等肌肉软组织无菌性炎性疾病,退行性及创伤性骨关节病,颈腰椎间盘突出及狭窄等脊柱相关性疾病,风湿胶原病性疼痛,三叉神经痛,带状疱疹后神经痛,腕管综合征,术后切口疼痛综合征等。

第二节 注射疗法常用药品与术前准备

一、注射疗法常用药品

(一)糖皮质激素

根据作用时间,糖皮质激素可分为短效、中效和长效三类。根据抗炎作用强度,糖皮质激素可分为弱效、中效和强效三类。以弱效氢化可的松抗炎强度为参照,中效糖皮质激素包括泼尼松龙、甲泼尼龙、曲安奈德,其抗炎强度分别为4、5、5;强效糖皮质激素地塞米松的抗炎强度为30,倍他米松的抗炎强度为25~30(表1)。

表1 临床常用糖皮质激素类针剂药理学特性等比较

	药物名称	受体亲和力(比值)	作用维持时间/h	抗炎强度(比值)	盐代谢影响(比值)	糖代谢影响(比值)	HPA轴抑制时间/天	等效剂量/mg
短效	氢化可的松	1	8~12	1	1	1	1.25~1.5	20
中效	泼尼松龙	0.8	12~36	4	2.2	4	1.25~1.5	5
	甲泼尼龙	0.25~0.5	12~36	5	11.9	5	1.25~1.5	4
	曲安奈德	±	36~54	5	1.9	5	1.25~1.5	4
长效	地塞米松	±	36~54	30	7.1	20~30	2.75	0.75
	倍他米松	±	36~54	25~30	5.4	20~30	3.25	0.6

注:表中水钠潴留、抗炎强度的比值均以氢化可的松为1计;等效剂量以氢化可的松为标准计,±表示几乎是0。

(二)局部麻醉药物(以下简称"局麻药")

根据需要,选择利多卡因或罗哌卡因等。

(三)医用臭氧气体

需要使用臭氧注射治疗者需准备医用臭氧气体。

二、其他药品及特殊设备的准备

(一)急救药品

针刀治疗室应配备急救设备和相关急救药品,如气管插管包、监护仪、氧气瓶、动静脉穿刺包和多巴胺、肾上腺素等。

(二)特殊设备的准备

如肌骨超声诊断仪或C型臂X线机,必要时在CT室操作等。

三、注射治疗操作前的准备

(一)签署注射《治疗知情同意书》

术前,医生告知患者针刀治疗相关准备,并与患者或其家属签署《治疗知情同意书》。

(二)术前准备

帮助患者取合适的体位,做好相应部位的皮肤清洁,必要时备皮,定点并标记注射治疗部位,术前常规消毒、铺巾,术者戴无菌手套。

第三节 注射疗法操作规范及注意事项

一、操作规范

参照《中华医学会临床操作规范——疼痛学分册》进行相关操作。关节周围、肌腱和韧带周围及软组织痛点局部注射、关节腔内注射、神经(节、丛、干、末梢)周围注射、硬膜外腔注射等是慢性疼痛治疗的有效给药途径,具体操作规范阐述如下。

(一)关节周围、肌腱和韧带周围及软组织压痛点局部注射

通常需将药物(局麻药+糖皮质激素)直接、准确地注射到病变关节周围的压痛点、肌腱和韧带周围的压痛点或软组织压痛点,以达到局部消炎镇痛的目的。

(二)关节腔内注射

关节腔内治疗时,有不同的穿刺入路方式,故应根据关节腔的容积选择合理的注射容量。建议在影像定位下,由经验丰富的高年资医师进行关节腔注射,以确保药物顺利进入关节腔内。

(三)神经(节、丛、干、末梢)周围注射

需在X线或超声引导下操作,由经验丰富的高年资医师操作,可获得更确切的疗效。一般情况下,穿刺针越靠近神经,疗效会越好。

(四)硬膜外腔注射

一般由专科医生操作。硬膜外腔穿刺有多种入路方式,如经椎间孔、椎板间隙及骶管入路等,其中经椎间孔入路的疗效较好。

(五)蛛网膜下隙注射

用于治疗慢性疼痛的药物的给药途径,目前临床仍有争议。除地塞米松需慎用于蛛网膜下隙外,其他类型与剂型的糖皮质激素均禁用于蛛网膜下隙。

二、注意事项

(一)合理选择药物

根据患者病情,合理选择不同给药途径的糖皮质激素及其剂型、剂量、药物配伍和疗程。

(二)严格无菌操作

严格遵守无菌操作原则,加强对患者生命体征的监测及不良反应的预防。

(三)精确定位

推荐在X线或超声引导下精确定位,必要时可行造影来确认穿刺的位置。建议由经过培训的专科医师进行操作。

第四节　常用注射药物的配比

为了增加局部组织糖皮质激素的浓度,同时降低对下丘脑－垂体－肾上腺轴(HPA轴)抑制等全身不良反应,临床在慢性疼痛治疗中常采用中效和长效制剂局部给药的方式。倍他米松和地塞米松的作用时间长、对生长的抑制作用较弱,但对下丘脑－垂体－肾上腺轴的抑制作用较短效糖皮质激素明显。复方倍他米松注射液(得宝松)为倍他米松磷酸钠与二丙酸倍他米松组成的复方制剂,倍他米松磷酸钠用于局部注射,易溶于水,可被局部组织迅速吸收而起效;二丙酸倍他米松微溶于水,组织吸收缓慢,用于维持疗效,局部注射和硬膜外注射疗效可维持3~4周。复方倍他米松注射液(得宝松)对局部组织刺激小,可用于肌肉或硬膜外腔注射,不用于静脉或皮下注射。曲安奈德为混悬液,不用于静脉和硬膜外腔注射,其对局部组织刺激明显,可引起注射部位疼痛,疗效可维持约7天。针对不同的慢性疼痛,糖皮质激素的局部给药途径和方式各有不同。根据治疗部位的不同,注射疗法中使用的药物配比亦有所不同,临床需遵循以下原则。

一、药物选择原则

颈段、胸段硬膜外腔及神经根阻滞中,如非经验丰富的高年资医师操作或不具备影像监测条件,一般不推荐使用糖皮质激素混悬制剂。

药物配伍不推荐使用除生理盐水、局麻药和糖皮质激素以外的其他药物。

硬膜外腔、选择性神经根阻滞治疗中,中长效糖皮质激素6个月内使用不超过3次,短效糖皮质激素使用不超过5次。

糖皮质激素用于关节腔内注射时,通常3个月注射1次,最长可连续治疗2年。

阻滞交感神经时,不推荐使用糖皮质激素。

二、不同部位注射药物配伍推荐

根据不同慢性疼痛的特点,糖皮质激素局部给药途径和方式各有不同。具体介绍如下。

(一)皮内(皮下)注射

不推荐用于头面部暴露部位。

配伍:0.5%利多卡因或0.15%罗哌卡因+复方倍他米松注射液(得宝松)1ml或地塞米松3~5mg。

容量:每点0.5~1ml,用生理盐水稀释,共10~40ml。

疗程:1次/(2~4)周,共3~5次。

(二)肌肉起止点及滑囊注射治疗

配伍:0.5%利多卡因或0.15%罗哌卡因+地塞米松1~2mg或复方倍他米松注射液(得宝松)0.2~1ml。

容量:1~5ml(生理盐水稀释)。

疗程:1次/(2~4)周,共2~4次。

(三)软组织压痛点注射治疗

配伍:0.5%利多卡因或0.15%罗哌卡因。

容量:0.5~2ml。

疗程:不定。

(四)关节腔注射

配伍:1%利多卡因或0.15%罗哌卡因+复方倍他米松注射液(得宝松)0.5~1ml或曲安奈德10~40mg(因个体差异及关节不同,剂量可适度增减,下同)。

容量:0.5~10ml。

疗程:1年不超过4次。

(五)颈胸段硬膜外腔及选择性颈、胸神经根阻滞

配伍:1%利多卡因或0.15%罗哌卡因+甲泼尼龙40~80mg或地塞米松5~10mg。

容量:2~4ml。

疗程:1次/(2~4)周,不超过3次。

(六)腰段硬膜外腔及选择性腰神经根阻滞

配伍:1%利多卡因或0.2%罗哌卡因+复方倍他米松注射液(得宝松)1ml或曲安奈德10~40mg。

容量:2~10ml。

疗程:1次/(2~4)周,不超过3次。

(七)骶管注射

配伍:0.5%利多卡因或0.1%罗哌卡因+复方倍他米松注射液(得宝松)1ml或曲安奈德10~40mg或甲强龙40~80mg。

容量:10~20ml。

疗程:1次/(2~4)周,不超过3次。

第五节　注射疗法的禁忌证

一、全身禁忌证

对激素或局麻药过敏的患者;血友病及其他凝血功能异常者;发热或其他原因引起的慢性感染患者,如肺结核、骨与关节结核;严重的糖尿病、心脑血管疾病患者;对精神障碍患者、严重神经症患者要特别慎用;消化道溃疡或出血的患者等。

二、局部禁忌证

局部有脓肿、坏死组织、恶性肿瘤的患者,伴局部疼痛但不能排除感染的患者。

第六节　注射疗法的不良反应及并发症防治

糖皮质激素用于疼痛注射治疗时引发的局部和全身不良反应较少。不良反应可由药物本身引起,也可由注射技术导致药物误入非治疗靶点引起。其发生率和严重程度与给药剂量、给药时间、给药剂型和注药部位等相关。如在颈部注射药物时,可在超声或C型臂X线机引导下,精准穿刺至注射部位。注射时需反复回抽注射器,以确定针头不在血管内。

一、全身不良反应及并发症防治

长期不合理或大范围使用糖皮质激素可抑制HPA轴而导致库欣综合征,或者导致骨质疏松、消化性溃疡、皮肤色素沉着、体重增加、低血钾、水肿、高血压等。因此,使用糖皮质激素时,应尽早补充钙剂和维生素D或活性维生素D,监测血糖、血压,并及时调整降糖药和降压药的剂量。规范、合理地进行糖皮质激素局部注射罕见全身不良反应,部分患者会出现面部潮红、短暂睡眠障碍、血压或血糖升高等一过性症状。

二、局部不良反应及并发症防治

(一)注射部位感染

局部封闭造成的感染常比较严重,治疗起来非常棘手,因此必须严格执行无菌操作原则,术毕贴无菌敷贴。

(二)误入血管或蛛网膜下隙

注射药物前及注射过程中,必须回抽注射器,以确定针头不在血管内,一旦发现异常,应立即停止注射药物,同时严密观察患者症状,如有异常,应立即对症处理。动脉注射糖皮质激素混悬制剂引起的血管栓塞事件会引起严重的并发症,因此操作时应密切观察患者症状。

(三)肌腱和韧带损伤或断裂,软组织钙化

避免在肌腱内注射糖皮质激素。当注射阻力过大时,要考虑注射器针头是否在肌腱内。如是,应及时调整注射深度及方向。

(四)局部皮下组织萎缩、皮肤脱色

避免在头面部、四肢等暴露部位进行皮内注射。如注射容量过大可造成组织内张力过大,进而导致局部皮下组织萎缩、皮肤脱色等,因此在这些部位注射时,需提前告知患者可能会出现的症状。

第七节 注射治疗的术后处理及宣传教育

一、术后处理

注射治疗结束后，一般需留观患者15～20min。期间应经常询问患者有无不适，如患者出现头晕、乏力、口渴、心慌、胸闷等，及时予对症处理，待患者生命体征平稳后，方允许其离开。如患者出现药物过敏、心血管并发症时，应立即抢救。

患者应保持局部清洁、干燥，24～48h不沾水；24h内局部不宜热敷、按摩及理疗等，以防治疗部位发生水肿或血肿。

二、宣传教育

根据患者具体情况，指导其进行适当的功能锻炼，如肩周炎患者术后，指导其加强肩关节活动；颈椎、腰椎患者术后，指导其佩戴颈托或腰围予以保护，或卧床休息；下肢疾病患者术后，指导其适当抬高患肢，以利于下肢血液循环。

注射后疼痛，一般表现为注射部位出现轻到中度疼痛，患者多能耐受，疼痛多在48h内消失。如局部疼痛、肿胀持续加重，伴发热、白细胞（尤其是中性粒细胞）计数升高，需考虑患者有无发生感染的可能。如有，应及时处理。

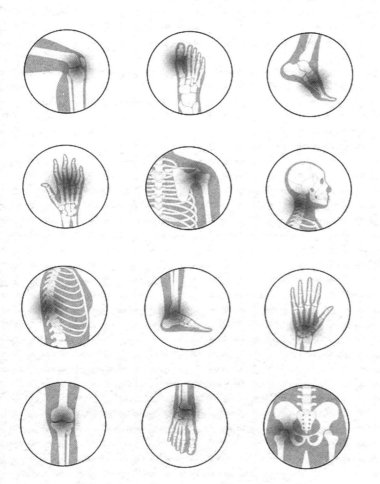

各
论

第三章　颈部疾病

第一节　颈性眩晕

一、概述

颈性眩晕,是指由颈背部软组织病变或颈椎骨关节退行性变引起的眩晕。本病需与良性阵发性位置性眩晕(耳石症)、梅尼埃病、前庭神经炎等相鉴别。

二、症状

眩晕多伴有颈项部酸痛不适。常见病因有长时间低头工作、颈部外伤、颈部受凉等。某种体位可诱发眩晕加重,如长时间低头工作或突然旋转颈部。

患者自诉的症状有:

"我经常头晕,脖子僵硬得很。"

"我头晕时,感觉后脑勺那里重,好像有被绳子捆住的感觉。"

三、查体及特殊检查

(一)查体

1.一般在寰枕部、头夹肌、颈夹肌处可寻找到明显的压痛点,按揉压痛点可缓解眩晕的症状。

2.病变节段的颈椎棘突多有偏移或旋转。

（二）特殊检查

颈椎正侧位X线提示颈椎出现生理曲度和排列异常、椎体骨质增生、颈韧带钙化等变化。部分患者张口位X线提示寰枢关节间隙不对称。

四、局部解剖

寰枕筋膜是项筋膜的一部分，与颈筋膜浅层和深层相续，它的上缘起于枕骨上项线上下缘，下部附着于寰椎后缘、项韧带及前中斜角肌、肩胛提肌被膜等处，并与脊筋膜相续。头夹肌的深层内侧为头半棘肌，起自颈2～颈7横突，止于枕骨上下项线之间骨面。头夹肌的更深层为一些短肌，位于寰枕间隙的最深部，均止于下项线。按照从外至内的排列来看，首先为头上斜肌，起于颈1横突，止于下项线外侧；其内侧稍偏深部为头后大直肌，起自颈2棘突，向外上走行，止于头上斜肌止点下方的下项线外侧。头后大直肌的内侧并近正中纵线的肌肉为头后小直肌，起自颈1后弓的后结节，止于下项线内侧。这些短肌均作用于寰枕关节及寰枢关节。

五、特色治疗技术

针刀疗法操作技术

1.体位：患者取俯卧位，胸口垫薄枕，额部放低，两臂自然下垂。该姿势使颈椎处于屈曲位，可充分暴露颈枕部，以便于施治。

2.定点：沿着寰枕、颈项部做滑动触诊，寻找压痛点，选取3～7个压痛点并标记。大多数压痛点位于寰枕部或头夹肌、颈夹肌的起点。

3.常规消毒、铺巾。

4.定向：刀口线与棘突平行，针刀与皮肤表面垂直。

5.操作技法：术者左手定点，右手持针，针刀与皮肤垂直、刺入，达骨面，纵行疏通，横行剥离2～3刀，手下有松动感即可出针。如有硬结,可再予松解,术毕贴无菌敷贴。

【经验纪要】

针刀主要松解寰枕筋膜及头颈夹肌起点,以及病变节段的结节和关节突关节囊,力求松解充分、彻底。只有这样,才能取得好的疗效。如果病程较短或症状较轻,也可在局部压痛点或穴位行针灸治疗,也能达到满意的疗效。

第二节　寰枢关节半脱位

一、概述

寰枢关节半脱位,是指寰椎与枢椎之间因内外力失衡、解剖位置移动超过生理限制范围后,不能自行回到正常状态而致的以突发颈项部疼痛和头颈部偏斜、活动受限为主要表现的病症。多见于儿童及青少年,急性起病,可无颈部外伤史,部分儿童患者可在发病前有上呼吸道感染史,部分成人患者隐匿起病。

二、症状

患者以突发的颈项部疼痛伴颈部强迫体位就诊。患者睡醒后常出现症状,多有受凉病史。

患者的自诉症状有:

"我一觉睡醒后脖子就歪了,不能动了。"

"我的脖子痛得厉害,不能动,还有恶心的感觉。"

三、查体及特殊检查

(一)查体

1.头颈歪斜,强迫体位,僵直状态。

2.颈肌痉挛,活动受限,上颈椎压痛阳性,以枕下和乳突区多见。触诊可扪及颈2棘突偏歪,这是本病的主要体征。

(二)特殊检查

颈椎张口位X线可见齿突偏向一侧,寰齿间隙不对称。考虑X线对患者摄片姿势的要求较高,可考虑行颈椎CT平扫,以齿状突至寰椎两侧块的间距不等长作为影像学诊断的依据。

四、局部解剖

寰齿关节由枢椎的齿状突和寰椎前弓的齿状突窝构成。寰齿前间隙应左右对称。齿状突后方有一连接寰椎两侧块的横韧带,它可限制齿状突后移,起到稳定关节的作用,可以保护脊髓免受损伤。

五、特色治疗技术

牵引复位疗法操作技术

患者取坐位或仰卧位,医生将枕颌牵引带固定于患者头部,牵引时牵引力线处于水平中立位,起始重量为3~5kg,牵引重量以患者感觉有拉力为宜,最大不超过自身重量的20%,每次20~30min,2次/天,连续1周。

【经验纪要】

寰枢关节半脱位一般通过牵引即可复位,牵引治疗后建议患者必须佩戴颈托固定,直至症状完全缓解。

第三节　颈 部 劳 损

一、概述

颈部劳损,是指由长期低头或固定体位工作引起的以颈背部酸胀、疼痛为主要临床表现的病症。患者可有颈部受凉、外伤等病史。常见的颈部劳损部位发生在斜方肌上部、肩胛提肌、大小菱形肌、颈长肌、棘上韧带、棘间韧带和关节突关节等。大多数患者表现为双侧症状。

二、症状

患者主诉颈部或上背部酸胀疼痛或僵硬。患者喜欢旋转头颈部或自行按揉颈项部及捶打肩部来缓解症状。

患者的自诉症状有：

"我的颈部酸痛得厉害,揉一揉才舒服一点。"

"我颈肩部又硬又痛。"

"上班一天后,我的颈部特别酸痛,需要躺下才舒服点。"

"我一觉醒来觉得颈部特别难受,有时还有头痛。"

三、查体及特殊检查

(一)查体

1.压痛点常位于斜方肌上部、颈长肌、菱形肌的肩胛骨内侧缘。肩部和上背部也可触及压痛点。

2.严重者伴有颈椎活动范围缩小。

(二)特殊检查

可行颈椎正侧位 X 线检查,一般中重度颈部劳损的患者 X 线可见颈椎生理弧度消失,甚至反弓。

四、特色治疗技术

针刀疗法操作技术

1.体位:患者取俯卧位,胸部垫枕,头部前屈,使前额压在软枕上。

2.定点:在颈项部采用平滑式触诊,寻找并标记压痛点。

3.常规消毒,铺巾。

4.定向:针刀与皮肤垂直,刀口线平行于身体纵轴。

5.操作技法:术者左手拇指定点,右手持针,针刀与皮肤表面垂直、刺入,针刀到达病所后,纵行疏通,横行剥离1~2刀,手下有松动感即可出针。如有硬结,可切开2刀。术毕贴无菌敷贴。

【经验纪要】

a.颈部劳损的压痛点常位于寰枕部、棘突间、棘突旁、横突的前/后结节、上下关节突关节,需医生仔细触诊、查体。

b.对这些压痛点进行针刀治疗,效果立竿见影。如遇到特别明显的压痛点,还可予患者拔罐,吸出瘀血,增强疗效。

c.操作完成后,注意局部按压30 s以上,防止出现皮下血肿,7天后可重复治疗,一般治疗3~5次。

第四节　枕大神经卡压综合征

一、概述

枕大神经卡压综合征,是指患者由长期伏案工作或受凉等引起颈枕部软组织长期处于紧张状态而致局部软组织水肿、粘连,进而牵拉、卡压或刺激枕大神经引起以头枕顶放射痛为主要表现的一类疾病。多发生于长期伏案或低头工作的人群。

二、症状

大多数患者以偏头痛为主诉,头部活动、用力咳嗽、受凉等可诱发或加重症状,常伴有颈枕部肌肉紧张。

患者的自诉症状有:

"我的后脑勺连着头部像针扎一样疼痛,一动就疼得厉害。"

"我的一侧头疼得厉害,都不敢用力咳嗽。"

三、查体及特殊检查

(一)查体

1.在枕骨粗隆与乳突连线的内1/3处(枕大神经穿出皮下处)有压痛,在第2颈椎棘突与乳突连线中点有深压痛(风池穴)。

2.按压压痛点疼痛可向头顶部放射,有时在枕大神经分布区有压痛。

(二)特殊检查

颈椎正侧位X线可出现生理弧度和排列异常、椎体骨质增生、项韧带钙化等变化。

四、局部解剖

枕大神经肌肉内段走行于枕下肌群、半棘肌和斜方肌腱膜间,肌间隙内结构宽松,神经活动度大,为活动区;皮下段神经分支与浅筋膜紧密附着,活动度小,为固定区。因此,当枕大神经出口或枕大神经周围肌肉紧张时,就会发生枕大神经卡压,进而出现头痛等症状。

五、特色治疗技术

针刀疗法操作技术

1.体位:患者取俯卧位,胸口垫薄枕,额部放低,两臂自然下垂。该姿势使颈椎处于屈曲位,能充分暴露颈枕部,以便于施针。

2.定点:在枕外隆凸至乳突尖的连线的中、内1/3处(压痛点)标记。

3.常规消毒,铺巾。

4.定向:刀口线与棘突平行,针刀与颅骨表面垂直。

5.操作技法:术者左手定点,右手持针,针刀到达骨面后,纵行疏通2～3刀,手下有松动感即可出针。术毕贴无菌敷贴。

【经验纪要】

a.针刀操作时,主要松解上述定点处(此处为枕大神经最主要的卡压点),而非松解枕大神经出口处(枕骨粗隆与乳突连线的中内1/3处)。

b.通常情况下,局部按压2~3min,因帽状腱膜较易出血,故按压此处的时间可稍长一些,以达到止血的目的。

第五节　耳大神经卡压综合征

一、概述

耳大神经卡压综合征,是指由外伤、劳损或炎性刺激等原因引起颈枕部局部软组织的渗出、粘连和痉挛,进而刺激、卡压或牵拉耳大神经引起一侧枕部疼痛,并可向外耳部放射疼痛为主要表现的一类疾病。

二、症状

患者一侧枕部疼痛,疼痛呈持续性钝痛、阵发性加剧,也可呈间歇性发作,可向外耳部放射。颈部活动、咳嗽、喷嚏时,常可导致疼痛加剧。疼痛发作时,常伴有局部肌肉痉挛,偶可见到此神经支配区的感觉过敏或轻度减退,受凉及天气变化时症状可加重。

患者的自诉症状有:

"我的一边后脑勺连着耳朵就像针扎得一样疼痛,一阵一阵地,疼得厉害。"

"我的一边耳朵后面疼得厉害,都不敢用力咳嗽。"

三、查体及特殊检查

(一)查体

1.枕外隆突处可触及明显压痛点。胸锁乳突肌后缘中点也可有明显压痛,压痛常向颈部放射。

2.耳大神经支配区域(如耳郭、腮腺表面及乳突表面皮肤)可出现痛觉过敏或感觉轻微减退。

3.颈部活动可有轻微受限,也可无明显受限。

(二)特殊检查

颈椎正侧位X线可见生理弧度和排列异常、椎体骨质增生、项韧带钙化等变化。

四、局部解剖

耳大神经起自第2、3颈神经,是颈丛皮支中最大的分支。出胸锁乳突肌后缘中点,斜越胸锁乳突肌表面,向下颌角方向,穿颈深筋膜,沿颈外静脉后侧,与其平行上升,表面被颈阔肌覆盖,当到达腮腺时,分成前中后三部终末支。前部分支,经腮腺表面,分布于被覆腮腺和咬肌下部的皮肤;中部分支,分布于耳郭后面;后部分支,分布于乳突部的皮肤,并同面神经的耳后支和枕小神经的分支结合。

五、特色治疗技术

(一)针刀松解疗法操作技术

1.**体位**:患者取俯卧位,胸口垫一薄枕,额部放低,两臂自然下垂。该姿势使颈椎处于屈曲位,能充分暴露颈枕部,便于施针。

2.**定点**:在枕外隆凸至胸锁乳突肌后缘中点(压痛点)标记。

3.**常规消毒**,铺巾。

4.**定向**:刀口线与棘突平行,针刀与颅骨表面垂直。

5.**操作技法**:术者左手定点,右手持针。针刀到达骨面后,纵行疏通2~3刀,手下有松动感即可出针。

【经验纪要】

a.本病主要是松解耳大神经卡压处,由于枕大神经、枕小神经、耳大神经卡压综合征的症状、病因、病理十分相似,三者十分容易混淆,故临床上需仔细鉴别。卡压点一般位于上述定点标记处,并非耳大神经出口处。

b.耳大神经出口处神经与动脉伴行,术者在做针刀松解时,注意避免损伤动脉。颈项部较易出血,局部按压时间需比一般部位稍长,才能达到较好的止血效果。

(二)针刺治疗

发病早期也可使用针刺治疗,一般选取天窗穴和天荣穴。

1.天窗穴:别名窗笼穴、窗聋穴、窗簧穴、天笼穴,是人体小肠经的穴位之一。该穴位于人体的颈外侧部、胸锁乳突肌的后缘扶突穴后,与喉结相平。耳大神经从此处穿出。

刺法:直刺0.3~0.5寸,针体穿过皮肤、皮下组织,至胸锁乳突肌的后缘中点,缓慢进针,至患者有酸、麻感时停止进针,局部捻转针体数次,留针20min。

2.天容穴:位于颈外侧,在下颌角后方、胸锁乳突肌停止部前缘、二腹肌后腹的下缘;前方有颈外浅静脉、颈内动静脉;布有耳大神经前支、面神经颈支、副神经,其深层为交感神经干的颈上神经节。

刺法:直刺0.3~0.5寸,针体穿过皮肤、皮下组织,缓慢进针,至患者有酸、麻感时停止进针,局部捻转针体数次,留针20min。

第六节 胸廓出口综合征

一、概述

胸廓出口综合征,是指由于臂丛神经和锁骨下动静脉在胸廓出口处受到压迫而引起上肢麻木、疼痛、乏力、肢端缺血、肌肉萎缩等为特征的临床症候群。受压的主要原因有颈7横突过长、颈肋和第1肋骨畸形、前斜角肌异常、锁骨骨折后有骨痂形成、锁骨下血管病变(动脉瘤或血栓形成)、锁骨和第1肋骨间隙狭窄、胸小肌异常等。

二、症状

臂丛神经痛往往是首发且常见的症状。疼痛通常始于肩部,向颈侧、腋下、前臂及手的尺侧放射,多呈刺痛或灼痛,可因手臂外展、外旋或上举(如举重、提物、洗衣等)诱发、加剧。患者常采取手臂内收屈曲以减轻症状。除疼痛外,常伴有前臂和手部麻木感,亦可伴尺神经分布区感觉减退和肌力轻度减弱等现象,严重者可出现手部皮肤发凉、苍白等"雷诺征象"及患侧桡动脉搏动减弱等;锁骨下静脉严重受压时,可见肢端皮肤发绀及水肿。

患者的自诉症状有:

"我的整个胳膊都疼,手一举起来就疼得厉害。"

"我的前臂和小手指都麻麻的,总感觉手心发凉。"

三、查体及特殊检查

(一)查体

1.手臂上举试验:医生将患者患侧上肢置于90°外展、外旋位或上举位,若出现脉搏减弱或消失并在锁骨下动脉处听到血管杂音,提示血管有受压现象。

2.Adson试验:患者头转向患侧,抬高颔部并使颈部过伸,继而深吸气后闭气,若患肢脉搏减弱或消失则为阳性,提示锁骨下动脉受压。此试验在颈肋和前斜角肌发生病变时现象显著。

3.压肩试验:医生用力向下压迫患者患侧肩部,若诱发或加剧该侧上肢疼痛,提示臂丛神经受压。

(二)特殊检查

1.颈椎和胸部X线有利于发现骨性异常。

2.肌电图及血管彩超有利于明确神经传导有无异常及血管有无压迫。

四、局部解剖

臂丛神经与锁骨下动脉由前中斜角肌间隙与第1肋骨上面所构成的三角内穿出。如有颈肋或颈肋与第1胸肋之间相连的纤维带存在,这些异常结构可造成上述三角空隙狭窄,从而导致由此通过的臂丛神经与锁骨下动脉受压。其中臂丛神经受压最重者为颈8和胸1神经组成的下干,故颈肋引起的神经症状多以尺神经和正中神经的受损症状为主。

五、特色治疗技术

(一)注射疗法操作技术

1.体位:患者取仰卧位,项背部垫一软枕,使颈椎保持过伸位,同时令患者头转向健侧,充分暴露胸锁乳突肌。

2.定点:在锁骨上窝压痛点标记。

3.常规消毒,铺巾。

4.注射器型号及药物配比:5ml注射器(7号针头),1%利多卡因1ml+复方倍他米松注射液1ml+0.9%生理盐水3ml。

5.定向:与人体纵轴垂直,向内后方斜45°穿刺进针至前中斜角肌间隙。

6.操作技法:术者取7号针于标记处约呈45°刺入皮肤,直至压痛点,回退少许,回抽无血后,将配伍药液注射至压痛点。术毕贴无菌敷贴。

【经验纪要】

此处注射操作有一定的风险,注射时术者应反复询问及观察患者反应。一旦有回血或不适,应立即停止操作,观察其生命体征,积极进行对症处理,以防发生意外;如条件许可,可在肌骨超声引导下操作,能有效避开锁骨下动静脉,增加操作的安全性,降低操作的难度。

(二)针刀疗法操作技术

1.体位:患者取仰卧位,项背部垫软枕,使颈椎保持过伸位,同时令患者头转向健侧,充分暴露胸锁乳突肌。

2.定点:在锁骨上窝肋骨上压痛点标记。

3.常规消毒,铺巾。

4.定向:刀口线平行于身体纵轴,针刀与皮肤垂直。

5.操作技法:术者左手拇指指尖切于定点部位肋骨面,右手持针,针刀与皮表垂直、刺入,达肋骨面,点刺剥离1~2刀,手下有松动感即可出针。如有硬结,可切开2刀。术毕贴无菌敷贴。

【经验纪要】

该部位进行针刀治疗,需要术者具有一定的临床基本功。术者要仔细触诊肋骨表面的压痛点,对这些压痛点行针刀松解,但不可刺入过深,切勿因盲目松解而造成气胸,不必强求刺中肋骨表面,中病即止。

附:前斜角肌综合征

前斜角肌综合征,是指因前斜角肌痉挛、肥厚和纤维化,中斜角肌抵止点过大、异常,或前中斜角肌的二肌腹由于解剖变异而相互合并,使臂丛神经和锁骨下动脉穿过其合并的肌腹时受到压迫而产生的一系列症状。临床表现基本同胸廓出口综合征,治疗方法同上。

第七节　神经根型颈椎病

一、概述

神经根型颈椎病,是指因颈椎脊神经根受压而致上肢神经功能受损导致的疾病,主要表现为与脊神经根分布区相一致的感觉、运动障碍及反射变化。由于颈椎间盘突出压迫脊神经根,或椎间高度丢失、骨质增生使椎间孔变窄或刺激压迫颈神经根而产生炎症水肿,进而出现神经根型颈椎病。颈5~颈6及颈6~颈7之间关节活动度较大,故发病率较其他颈椎节段为高。

二、症状

大多数患者有从颈部到前臂有放射性疼痛或特定手指有麻木感，手臂上举抱头时症状可减轻，部分患者有肩胛区灼痛感。病情严重的患者可出现手的握举力量或抬肩力量减弱。

患者的自诉症状有：

"我的肩背疼得厉害，是不是得了肩周炎。"

"我的手指感觉麻麻木木的。"

"我整个胳膊都疼，好像针扎一样，举起来症状会好一些。"

"我现在只能低着头，一抬头一条胳膊就酸痛，麻得难受。"

三、查体及特殊检查

(一)查体

1.颈部棘突旁压痛、神经根出口处压痛。

2.颈椎屈伸、旋转活动受限。

3.臂丛神经牵拉试验或压颈试验阳性。

4.应用手法屈颈位牵引后，症状减轻。

(二)特殊检查

1.颈椎X线可以显示颈椎生理曲度的改变或椎间隙狭窄、椎间孔变小。

2.一般情况下首选颈椎MRI检查，以明确诊断。

四、特色治疗技术

卧位牵引治疗操作技术

牵引时，将头侧床脚抬高10～12cm，将牵引滑轮固定于患者头侧床边,患者取仰卧位,医生将枕颌牵引带固定于患者头部,保持其头部前屈0°~15°。牵引时牵引力线处于水平中立位,起始重量为6~12kg,牵引重量以患者感觉有拉力为度,最大不超过自身重量的20%,每次20~40min,2次/天,连续2周。

【经验纪要】

a.该技术贯穿治疗的每一个阶段。

b.卧位牵引有利于患者颈部肌肉处于放松状态,能更好地牵开椎间隙与神经根管;坐位牵引需要对抗地心引力,部分患者牵引时会出现头晕、根性疼痛加重等不适。

c.牵引重量应循序渐进,以患者感觉有拉力为度,直至根性症状(神经根性受压症状)有所减轻。

(二)分阶段治疗

1.第一阶段治疗:在卧位牵引治疗的基础上,配合针灸、针刀、推拿及非甾体抗炎药物的治疗。

【经验纪要】

术者常规取穴,针对神经根型颈椎病,可沿患者根性疼痛神经分布区域寻找压痛点(如四边孔、桡神经行经区等)针刺(针刀)或推拿。

2.第二阶段治疗:经过约1周的上述治疗,症状仍不能缓解或疼痛难忍者,可选用甘露醇、地塞米松脱水消肿。胃肠道不适者慎用或禁用。

3.第三阶段治疗:经过1周的脱水治疗,症状仍不能缓解者,可选用改良颈椎间孔注射疗法。

改良颈椎间孔注射治疗操作技术

(1)体位:患者取仰卧位,项背部垫软枕,使颈椎保持过伸位,同时令患者头向健侧扭转30°~45°,使颈部舒张开,充分暴露胸锁乳突肌。

(2)定点:大多数患者可于胸锁乳突肌后缘扪及颈椎横突尖,结合其症状及影像学资料,一般在病变部位的横突尖部可触及明显压痛点,此横突尖部可作为注射部位并标记。

（3）常规消毒，铺巾。

（4）注射器型号及药物配比：5 ml 注射器（7 号针头），1%利多卡因 1 ml＋复方倍他米松注射液 1 ml＋0.9%生理盐水 3 ml。

（5）定向：于标记处，将注射针呈 75°刺入皮肤。

（6）操作技法：术者进针至针尖抵颈椎横突尖部时，将针稍后退，调整针尖略刺向前下方。当出现明显的落空感或患者上肢有触电感时，术者停止进针，待回抽无血后，握稳针筒，边注射边回抽，缓慢注射配伍药液。

【经验纪要】

a.进行颈椎间孔注射时，要不断询问患者的反应。患者一旦有不适，应立即停止注射，观察其生命体征，积极对症处理，以防发生意外。

b.传统颈椎间孔注射，需要 CT 或 C 型臂 X 线机定位穿刺。为避免刺伤血管、神经，我们采用改良注射方法，采取横突定位法，通过横突尖部骨性标志定位，结合患者影像学资料，一般能快速精准定位，且于横突尖部骨性凸起处针刺，可大大提高操作安全性。颈椎间孔注射是一项难度较大、风险较高的技术操作，对术者有很高的要求。术者一定要稳妥操作，不可有丝毫的懈怠，否则后果不堪设想。初学者可尝试关节突关节浸润注射疗法，将药物局部浸润至神经根处，也可获得一定的疗效。

c.每个阶段的治疗，不是必然分开的，它们是有机结合的。比如在第一阶段治疗中，如果患者疼痛难忍，可直接选择第二阶段治疗，同样，第二阶段治疗不能缓解患者症状时，可直接选择第三阶段治疗。

第八节　寰枕筋膜挛缩型颈椎病

一、概述

寰枕筋膜挛缩型颈椎病，是指由于颈部长期慢性劳损或外伤后，寰枕筋膜挛缩，寰枕间隙变窄，使椎动脉受压及枕大神经、枕小神经受牵拉而引起枕部顽固性疼痛、麻木、头晕,可伴有视物模糊、耳鸣等症状的一类疾病。

二、症状

患者以枕部疼痛、麻木、头晕为主诉,如长时间低头工作或受凉后,症状可加重。

患者的自诉症状有:

"我总是感到后脑勺酸痛,还经常头晕。"

"我最近一边头疼得厉害,有触电感,低头时间久了就会加重。"

三、查体及特殊检查

(一)查体

一般在患者上颈椎寰枕筋膜局部可触及明显压痛点。

(二)特殊检查

颈椎X线可见生理弧度和排列异常、椎体骨质增生、项韧带钙化等。

四、局部解剖

在寰枕关节囊的外后方,有寰枕后膜(属寰枕筋膜的一部分),连于寰椎后弓上缘与枕骨大孔后缘之间。在寰枕后膜的外层,有起止于颈1后结节和横突,颈2棘突和枕骨下项线的四块枕下肌:头上斜肌、头下斜肌、头后大直肌和头后小直肌。由头后大直肌、头上斜肌和头下斜肌围成枕下三角,寰椎后弓和寰枕后膜的一部分为枕下三角的底。正常情况下,枕骨大孔的后侧边缘和寰椎之间有一个宽松的空间足以容纳椎动脉。当寰枕筋膜因劳损而发生变性、挛缩时,寰枕后间隙变窄,椎动脉因此受压,进而影响大脑供血,引起一系列的症状。

五、特色治疗技术

针刀疗法操作技术

1.体位:患者取俯卧位,胸口垫一薄枕,额部放低,两臂自然下垂。该姿势使颈椎处于屈曲位,能充分暴露颈枕部,便于施针。

2.定点:沿着寰枕筋膜滑动触诊寻找压痛点,选取3~7个压痛点并标记。

3.常规消毒、铺巾。

4.定向:刀口线与棘突平行,针刀与皮肤垂直。

5.操作技法:术者左手定点,右手持针,针刀与皮肤垂直、刺入,达骨面,确定到达骨面后,纵行疏通,横行剥离1~2刀,术者确认在刀下的骨面上操作,手下有松动感即可出针。如有硬结,术者可切开2刀。术毕贴无菌敷贴。

【经验纪要】

a.一般行局部阿是穴和经穴针灸治疗,即可达到满意疗效,如针灸治疗无效,可选择针刀松解治疗。

b.针刀主要松解挛缩的寰枕筋膜,术者操作时必须在枕骨骨面上滑动,不可下滑刺入寰枕关节腔。

c.寰枕部易出血,局部按压时间比一般部位稍长,方可达到较好的止血效果。

d.如枕骨下项线、寰椎横突和枢椎棘突等处有明显压痛,可予针刀松解。

第九节　胸锁乳突肌肌腱炎

一、概述

胸锁乳突肌肌腱炎,是指胸锁乳突肌肌腱的无菌性炎症,多为胸锁乳突肌慢性劳损的急性发作,常于睡眠后发病。其原因可能与睡眠姿势不良或颈部受凉而致肌腱劳损、局部炎症刺激水肿导致胸锁乳突肌痉挛、疼痛。患者可有经常转头、抬头或突然过度旋转头部的劳损史。该病属于中医"落枕"范畴。

二、症状

患者常见的症状有颈部疼痛伴活动受限,颈部僵硬,颈部呈后仰状态,向健侧转头受限或头前屈明显受限。

患者的自诉症状有：

"我一觉睡醒后脖子就疼得厉害。"

"我的脖子疼得很,都不敢转动了。"

三、查体及特殊检查

(一)查体

1.胸锁乳突肌附着点或肌腹有明显压痛。

2.累及副神经者,斜方肌可有放射痛和压痛。

3.颈部旋转、后伸活动受限,被动转头或颈部过伸时,可引起胸锁乳突肌疼痛或痉挛。

(二)特殊检查

本病一般无须特殊检查。

四、局部解剖

胸锁乳突肌起自胸骨体和锁骨胸骨端,止于乳突及枕骨上项线的外侧。作用是一侧收缩,使头向同侧侧屈,同时转向对侧;两侧同时收缩,使头后仰,并有提胸廓、助深吸气的作用。

五、特色治疗技术

(一)注射疗法操作技术

1.体位:患者取仰卧位,患侧肩部垫一薄枕,头转向对侧并稍后仰,充分暴露胸锁乳突肌。

2.定点:沿胸锁乳突肌寻找压痛点。

3.常规消毒,铺巾。

4.注射器型号及药物配比:2 ml注射器(6号针头),复方倍他米松注射液0.2 ml+0.5%利多卡因0.3 ml。

5.定向:针尖垂直于皮肤进针。

6.操作技法:针尖刺入胸锁乳突肌附着处局部压痛点,回抽无血后,注入配伍药液。术毕贴无菌敷贴。

【经验纪要】

a.注射疗法主要适用于严重疼痛者。

b.若为肌腱起止点的慢性疼痛,可行针刀治疗。

c.术者必须精通局部解剖结构,防止局麻药注入动脉。

(二)针刀疗法操作技术

1.体位:患者取仰卧位,患侧肩部垫一薄枕,头转向对侧并稍后仰,充分暴露胸锁乳突肌。

2.定点:沿胸锁乳突肌寻找压痛点,一般位于起止点附近。

3.常规消毒,铺巾。

4.定向:刀口线与肌腱走行方向平行,针刀与皮肤垂直。

5.操作技法:术者指切进针,快速刺破皮肤后匀速推进,直达骨面,在肌肉附着处纵行切割1~2刀,手下有松动感即可出针。术毕贴无菌敷贴。

【经验纪要】

针刀松解一般只在肌肉起止点附着处进行,若肌腹处有明显压痛点,可行针刺或注射疗法。

第十节　肩胛提肌劳损

一、概述

肩胛提肌劳损，是指肩胛提肌因长期受到牵拉等刺激导致痉挛、炎性渗出甚至粘连，以颈部、肩背部疼痛及上肢后伸、耸肩活动受限为主要临床表现的一类疾病。患者多有长期伏案工作、姿势不当或长期着凉史。

二、症状

疼痛多位于肩胛骨内上角、颈胸交界处或上颈椎横突处附近。急性期可伴有肿胀、拒按、翻身困难等；慢性损伤患者局部以酸痛为主，部分患者可扪及条索和摩擦感。

患者的自诉症状有：

"我的左边脖子和背部酸胀得厉害，揉一揉才舒服点。"

"我脖子僵硬得很，倒车时转头看后面都困难。"

三、查体及特殊检查

(一)查体

1.患者肩胛骨内上角或上段颈椎横突处压痛阳性，部分患者疼痛处可触及结节或条索。

2.患者头向患侧做抗阻力旋转时，肩胛提肌可出现牵拉痛。

(二)特殊检查

1.颈椎、胸椎X线检查多无异常，需排除其他器质性病变。

2.必要时，进行颈椎或胸椎MRI检查。

四、局部解剖

肩胛提肌位于颈部两侧斜方肌的深面,起于上4个颈椎横突的后结节,止于肩胛骨内上角,由肩胛背神经支配。肩胛提肌上方固定时,可使肩胛骨上提和下回旋;肩胛提肌下方固定时,一侧肩胛提肌收缩,使头向一侧屈曲和同侧旋转,两侧收缩时,使颈部后伸。

五、特色治疗技术

(一)针灸治疗

取穴:以阿是穴为主。配合红外线灯照射,每次30 min。

【经验纪要】

针灸不拘泥于循经取穴,可选取阿是穴,以达"通则不痛"之目的,并配合刺血、拔罐,使旧血去、新血生。

(二)针刀疗法操作技术

1.体位:患者取俯卧位,胸部垫一薄枕,两臂自然下垂,充分暴露颈背部。

2.定点:肩胛骨内上角压痛点,或颈2~颈4横突外侧端压痛点即横突后结节。

3.常规消毒,铺巾。

4.定向:刀口线与脊柱纵轴平行,针刀与目标压痛点骨面垂直。

5.操作技法:术者快速刺破皮肤后,匀速推进针刀,直达骨面,在肌肉附着处纵行切割2~3刀,手下有松动感即可出针。术毕贴无菌敷贴。

【经验纪要】

a.在肩胛骨内上角压痛点进行针刀操作时,一般针刀要斜行抵至肩胛骨内上角骨面,在肌肉附着处进行切割、铲剥数刀,横突后结节上针刀操作宜点到为止,以避免进针过深而损伤神经、血管。

b.部分患者肋骨表面有压痛点,也可行针刀松解,注意规范操作,以避免造成气胸。

c.若患者久病且压痛点局限,考虑有血瘀的可能,可在针刀治疗后,予患者拔罐。

第四章　肩 部 疾 病

第一节　肩关节周围炎

一、概述

肩关节周围炎,又称"五十肩""肩凝症",是指由各种原因引起的肩关节囊及其周围软组织的慢性无菌性炎症疾病。本病以肩关节疼痛、活动受限为主要临床表现,好发于50岁左右人群和糖尿病患者,女性发病率略高于男性,以单侧为多见。

二、症状

本病为渐进性疾病,部分患者有外伤史。主要症状包括两个方面:一是肩关节周围疼痛,在发病早期,大多表现轻微隐痛或酸痛,后逐渐加重,受凉和夜间时疼痛更明显;二是肩关节功能活动受限,外旋、外展上举及后伸、内旋等方向受限更明显,日久则出现肌肉失用性萎缩,其中以三角肌、冈上肌最明显。

患者的自诉症状有:

"我的肩膀夜里痛得睡不着,常常痛醒,夜里翻身压到这里,都能痛醒。"

"我的肩膀痛了好长时间,肩膀不能上举,扣内衣扣子、梳头都困难。"

三、查体及特殊检查

(一)查体

1.肩关节周围压痛。

2.肩关节各方向活动均可受限,以外展、上举及外旋、后伸内旋最明显。

(二)特殊检查

1.肩关节X线:多无明显异常,主要判断是否存在骨折、关节脱位、钙化性肌腱炎、骨肿瘤等疾病。

2.肩部MRI:观察关节囊、盂唇、肩袖、喙肩弓等情况,排除肩袖断裂等疾病。

3.肌骨超声:可见肱二头肌长头肌腱腱鞘炎或腱鞘积液,冈上肌腱炎及冈上肌腱钙化,肩峰下–三角肌下滑囊增厚,腋下关节囊增厚。

四、局部解剖

肩关节由肩胛骨关节盂与肱骨头组成。其特点有肱骨头大、关节盂浅小,盂唇加深;关节囊薄而松弛,囊内有肱二头肌长头通过;囊的上方、后方和前方有肌肉、肌腱、韧带加强,前下方较薄弱。肩关节运动最灵活,能够完成屈伸、收展及环转等运动。

五、特色治疗技术

(一)功能锻炼

1.上肢回旋锻炼:患肢以肩关节为中心轴做顺时针和逆时针的交替画圆,尽力做到最大范围。

2.手指爬墙锻炼:面向或侧向靠近墙壁站立,手指沿墙上爬,尽力将上肢抬高至最大高度。

3.反手托举锻炼:挺直后背,以健侧手在身后托患侧手背或腕部,辅助上抬。

4.环形绷带牵拉训练:患侧前臂背于身体后侧,握住绷带一端,令绷带越过对侧肩部,以健手牵拉进行锻炼。

【经验纪要】

a.正确地进行自主功能锻炼是肩周炎治疗过程中不可或缺的内容,应贯穿于整个治疗周期。

b.每次10min左右,每天3~4次。

c.肩周炎的自主功能锻炼应"循序渐进、量力而行、持之以恒"。

d.避免过度锻炼,注意防寒保暖。

(二)分阶段治疗

根据不同的分期,在保守治疗的基础上,分三个阶段进行治疗。

1.第一阶段治疗:在肩周炎早期,可采用针灸、推拿及中药内服、外用及联合使用非甾体抗炎药物等治疗。

【经验纪要】

在常规取穴的基础上,可选择局部压痛点(阿是穴)齐刺。

2.第二阶段治疗:经过第一阶段的治疗,若症状无明显缓解,可采用注射疗法,也可配合针刀进行松解治疗。

注射疗法操作技术

(1)体位:患者取坐位,两臂自然下垂,充分暴露患侧肩背部。

(2)定位:

①前入路:注射器针头轻微向外成角进针;喙突与肱骨小结节之间。

②侧入路:注射器针头顺肩峰方向进针。

③后入路:注射器针头指向喙突方向肩峰后角下方进针。

(3)常规消毒,铺巾。

(4)注射器型号及药物配比:20ml注射器(7号针头),复方倍他米松注射液1 ml+1%利多卡因5 ml+0.9%氯化钠14 ml。

（5）定向：

①前入路：注射器针头轻微向外成角进针。

②侧入路：注射器针头顺肩峰方向进针。

③后入路：注射器针头指向喙突。

（6）操作技法：术者左手定点，右手持针，回抽无血后，根据不同的穿刺部位，缓慢注射不同剂量的配伍药液，其中采用前入路和后入路时，各注射药液5 ml；采用侧入路时，注射药液10 ml。一般不会有明显的阻力。

【经验纪要】

a.注射的部位和剂量的配比非常重要，具体可根据患者的体质情况而定，如体质强壮之人可加大局麻药的剂量，体弱女性可减少麻药的剂量。在部位的选择上，我们主张多点注射。推注药物需缓慢进行，注意一边推注一边与患者交流，观察患者有无出现头晕、心慌、胸闷等不良反应。如出现，须立即停止注射并予对症处理，谨防发生意外。可在压痛点进行针刀松解或在肩关节动力位予针刀松解。

b.患侧肩关节疼痛剧烈时，局部可有皮温升高、肿胀，活动受限明显。此时需排除患者有无感染性疾病。

c.注射结束后，注意观察患者生命体征是否平稳。如平稳，可指导患者进行肩关节自主功能锻炼。保持针眼干燥，2周后可根据病情重复注射疗法，一般1年内不超过3次。

3.第三阶段治疗：经过上述阶段治疗，少数冻结期肩关节功能仍不能恢复者，可在手术室进行臂丛麻醉（或全麻）下予患者肩关节手法松解。

麻醉下肩关节手法松解操作技术

1.常规术前准备：麻醉后，待患者肌肉完全松弛后进行松解。

2.操作技法：

（1）肩部放松准备：术者一手固定患肩，一手握住患侧前臂，反复环形转动患者肩关节,幅度由小到大,以进一步放松肩部肌肉。

(2)外展上举:患侧极度屈肘,患手枕于头颈部,术者一手握住患肢肘部,一手扶其肩,将患肢轻轻外展、上举,并徐徐施加压力,直至上臂上举接近180°。上举过程中,可能会听到"嘶嘶"的布匹撕裂样声音,提示粘连已松解。

(3)内收屈肘搭肩:患肢内收,使肘关节达胸骨中线,肘关节贴至胸部,掌心到达对侧肩部。

(4)后伸内旋摸背:术者扶患者挺腰坐稳,将患肢手掌背面紧贴背部,患肢屈肘,徐徐内旋,顺势徐缓用力并向上牵引,使其手指尽量触及对侧肩胛骨。

(5)用三角巾悬吊患肢于胸前,护送患者返回病房。

【经验纪要】

a.患者外展上举时,患肢应放置在极度屈肘位,可有效避免损伤腋神经。

b.术中动作轻柔,循序渐进,避免脱位、骨折的发生。

c.此疗法可重复操作,但不可暴力松解,如患肢活动度仍不理想,可于7日后再次松解。

d.疼痛仍明显者,可予盐酸曲马多缓释片口服镇痛。

e.操作完成后,注意观察患者生命体征。患者返回病房后,可将患肢手部枕于枕部。

f.每个阶段的治疗,不是必然分开的,它们是有机结合的,比如进行第一阶段治疗中,患者如疼痛难忍,可直接选择第二阶段治疗;同样,第二阶段治疗不能缓解患者症状时,可直接选择第三阶段治疗。

第二节 肩胛上神经卡压综合征

一、概述

肩胛上神经卡压综合征,是指肩胛上神经在肩胛上横韧带形成的骨性纤维管处受到卡压、牵拉或刺激产生的一系列症候群。患者多因肩背部后外侧疼痛就诊。本病以女性多见。发病原因主要与职业及习惯相关,受凉及劳累后症状加重,疼痛可持续数年。

二、症状

肩背部后外侧酸痛、钝痛,伴有沉紧感,局部可触及硬结,少数患者肩背部受压时可出现痉挛性疼痛,可同时向同侧颈项部及肩臂部放射,劳累后和夜间疼痛尤甚。患侧上肢可出现外展、外旋活动受限或无力感。病程长者可出现肌肉萎缩,以冈上肌、冈下肌为著。

患者的自诉症状有:

"我的左侧肩背酸胀得厉害,采取什么姿势睡觉都不舒服。"

"我感觉右侧肩膀很重,尤其是背包的时候更明显。"

"我发现每次打羽毛球后我的右侧颈肩部都会痛,而且越按痛得越明显。"

三、查体及特殊检查

(一)查体

1.冈上窝中点压痛阳性。

2.上臂交叉试验阳性:患者双上臂交叉前屈90°,出现肩部疼痛加重为阳性。

(二)特殊检查

1.肩关节X线检查,一般无明显异常。

2.进行肩胛上神经阻滞试验,症状迅速缓解者,可明确诊断。

四、局部解剖

肩胛上神经是臂丛神经及其分支中的1支混合神经,具有运动纤维和感觉纤维,分布于冈上肌、冈下肌和肩关节。起自颈5~颈6神经根,发自臂丛神经上干,沿斜方肌和肩胛舌骨肌的深面下行,向后走行,穿过由肩胛上横韧带和肩胛上切迹组成的骨性纤维管结构进入冈上窝,与肩胛上动脉和肩胛上静脉伴行,发出支配冈上肌的运动支及部分支配肩关节的感觉支,然后由外侧绕过肩胛冈和肩盂下切迹,弧形进入冈下窝,发出支配冈下肌的运动支。

五、特色治疗技术

(一)注射疗法操作技术

1. 体位:患者取俯卧位,胸部下面垫一薄枕,两臂自然下垂,充分暴露背部。

2. 定点:在冈上窝中点附近寻找压痛点并标记。

3. 常规消毒,铺巾。

4. 注射器型号及药物配比:5 ml 注射器(7 号针头),复方倍他米松注射液 0.5 ml+1% 利多卡因 1 ml。

5. 定向:垂直于皮肤进针,直达肩胛冈,向前下移少许,针尖与肩胛骨外缘平行。

6. 操作技法:由标记的穿刺点进针,回抽无血后,缓慢推注配伍药液,术毕贴无菌敷贴。

【经验纪要】

a. 准确定位是治疗的关键环节,进针方向和深度影响疗效。

b. 借助超声引导可避免气胸的发生及伴行血管的损伤。

(二)针刀疗法操作技术

1. 体位:患者取俯卧位,胸部下面垫一薄枕,两臂自然下垂,充分暴露背部。

2. 定点:在冈上窝中点附近寻找压痛点并标记。

3. 常规消毒,铺巾。

4. 定向:垂直于皮肤进针,直达肩胛冈,向前下移少许,使刀体与皮肤垂直、刀口线与肩胛骨外缘平行。

5.操作技法:术者左手定点,右手持针,快速刺入皮肤,匀速推进,直达肩胛切迹外端骨面。调转刀口线90°,调整刀锋至肩胛切迹骨缘,沿骨缘切开肩胛横韧带2~4刀,纵横疏通剥离,手下有松动感即可出针。局部按压1min,术毕贴无菌敷贴。

【经验纪要】

术者需掌握局部解剖结构和控制进针的深度与方向,可在超声引导下操作,避免气胸的发生。

第三节　肱二头肌肌腱炎

一、概述

肱二头肌肌腱炎包括肱二头肌长头肌腱炎和短头肌腱炎。本病是指由上肢频繁屈伸、旋转活动等引起的肱二头肌肌腱无菌性炎症,主要症状有肩前部疼痛、活动受限等。好发于40岁以上的中年人。

二、症状

患者诉肩前部疼痛、活动受限,前臂旋后症状加重。

患者的自诉症状有:

"我提东西时,右侧肩膀前面就特别痛。"

"打排球时,只要一扣球,我右边的肩膀就开始痛,而且要休息很长时间才能缓解。"

三、查体及特殊检查

(一)查体

1.肩前部局部压痛,其中肱骨结节间沟(长头)及喙突(短头)处压痛明显。

2.肱二头肌抗阻力试验阳性:患者取站立位或坐位,检查者站于患者被检查侧,将患者肘关节被动屈曲成90°,并置于旋前休息位。接着,引导患者肩关节外旋、前臂旋后,并在前臂远端施加旋前阻力,令患者抵抗,在结节间沟处触诊肱二头肌肌腱。在结节间沟局部有疼痛或触诊时发现肱二头肌肌腱从结节间沟明显移位,提示阳性。

(二)特殊检查

1.肩关节X线检查,一般无明显异常。

2.肱骨头CT扫描三维重建有助于明确有无结节间沟狭窄和骨赘的形成。

3.肩关节MRI和肌骨超声可明确肱二头肌肌腱有无肌腱或肩袖撕裂,有助于明确诊断。

四、局部解剖

肱二头肌长头肌腱起于盂上结节,沿结节间沟下降,止于桡骨粗隆。肱二头肌短头肌腱起于肩胛骨喙突,沿肩前外侧下降,止于桡骨粗隆。连于大小结节之间的肱横韧带与结节间沟共同围成一管状结构,其间有肱二头肌长头肌腱通过。

五、特色治疗技术

(一)注射疗法操作技术

1.体位:患者取仰卧位,两臂自然放于躯体两侧,充分暴露患侧肩部。

2.定点:术者仔细触摸结节间沟、喙突压痛点,定位并标记。

3.常规消毒,铺巾。

4.注射器型号及药物配比:5ml注射器(7号针头),复方倍他米松注射液0.5ml+0.5%利多卡因1.5ml。

5.定向:针刀与皮肤垂直。

6.操作技法:由标记的穿刺点进针,回抽无血后,在腱鞘和肌腱之间缓慢推注配伍药液,一般无明显阻力,术毕贴无菌敷贴。

【经验纪要】

a.术者需熟练掌握解剖结构,精准施治。

b.若注射过程中阻力较大,说明可能误入肌腱内,应调整进针方向和深度。

(二)针刀疗法操作技术

1.体位:患者取仰卧位,充分暴露患侧肩部。

2.定点:术者仔细触摸结节间沟、喙突外下方等处压痛点定点并标记。

3.常规消毒,铺巾。

4.定向:刀体与皮肤垂直。

5.操作技法:术者左手定点,右手持针。

(1)结节间沟点:刀口线与肱二头肌长头肌腱走向平行,针刀与皮肤垂直、刺入,直达骨面,术者稍提针刀,沿结节间沟壁纵行疏通肱横韧带2~3刀,待手下有松动感即可出针。

(2)喙突外下点:刀口线与肱二头肌短头肌腱走向平行,针刀与皮肤垂直、刺入,直达喙突骨面后,术者稍提针刀,移动至喙突外下缘,纵疏横剥2~3刀,待手下有松动感即可出针。局部按压1min,术毕贴无菌敷贴。

【经验纪要】

a.定位准确,术者应熟练掌握相关部位的解剖结构。

b.在喙突操作时,针刀沿喙突处下1/3骨缘操作,不可离开骨面,避免损伤喙突内侧的血管、神经,防止气胸的发生。

c.避免对肌腱造成不必要的损伤,防止肌腱断裂。

第四节　肩峰下—三角肌滑囊炎

一、概述

肩峰下—三角肌滑囊炎,是指因慢性劳损、外伤等刺激肩峰下滑囊,造成局部充血、水肿、渗出、粘连、瘢痕、挛缩,最终导致局部酸胀疼痛及活动受限为主要表现的一类疾病,尤以肩关节外展外旋时症状明显,疼痛可向颈项部、肩背部放射。

二、症状

患者肩部可见肿胀、疼痛,呈渐进性加重,多为静息痛,外展、外旋活动受限,可伴有摩擦音或弹响声。

患者的自诉症状有:

"我的右侧肩膀疼痛,抬到一定程度就痛得厉害,举起来就好一些。"

"我左肩侧下方疼痛,都影响睡觉了,摸上去好像有点肿。"

三、查体及特殊检查

(一)查体

1.肩部压痛,以肩峰下、大结节、三角肌处压痛明显。

2.肩部活动受限。

3.三角肌可出现局部肿胀。

4.肩外展抗阻力运动试验阳性。

5.Dawbarn征阳性。

(二)特殊检查

1.肩关节X线检查,一般无明显异常,但有时可发现骨质增生或钙化影。

2.肩关节MRI或超声检查,可辅助诊断。

四、局部解剖

肩关节周围滑囊包括肩峰下—三角肌下滑囊、肩胛下肌上隐窝(滑囊)、喙突下滑囊、喙锁滑囊、肩峰上滑囊。肩峰下滑囊位于肩峰与冈上肌腱之间的滑膜囊,向前可延伸至喙肩韧带的下方。三角肌滑囊位于三角肌中部筋膜深层与肱骨大结节之间,其大部分与肩峰下滑囊相通,故统称肩峰下—三角肌滑囊。其作用是滑利关节,减少摩擦。

五、特色治疗技术

(一)注射疗法操作技术

1.体位:患者取坐位,两臂自然下垂。

2.定点:于肩峰中点下方定点。

3.常规消毒,铺巾。

4.注射器型号及药物配比:5ml注射器(7号针头),复方倍他米松注射液0.5ml+1%利多卡因1.5ml。

5.定向:肩峰中点下方顺肩峰方向进针至肩峰下滑囊。

6.操作技法:针尖突破滑囊后有落空感,回抽无血后,缓慢推注配伍药液,一般无明显阻力,术毕贴无菌敷贴。

【经验纪要】

滑囊大小因人而异,需根据具体情况调整注射药量。可在注射前抽取囊液后,再注射;若怀疑为感染性滑囊炎,需完善血液系统检查、血培养及穿刺液培养,以明确诊断,并予以敏感抗生素治疗。予患者三角巾悬吊制动,待疼痛缓解后及早进行功能锻炼。

(二)针刀疗法操作技术

1.体位:患者取坐位,两臂自然下垂,充分暴露肩关节。

2.定点：平滑式触诊肩峰下缘、三角肌等处压痛点，定点并标记。

3.常规消毒，铺巾。

4.定向：刀口线与三角肌纤维平行，针刀与皮肤垂直。

5.操作技法：术者左手定点，右手持针，沿肩峰下缘进针，有落空感后稍提针刀，纵疏横剥2～3刀，手下有松动感即可出针；穿过三角肌，有落空感，针刀随即至滑囊，术者稍提针刀，纵疏横剥2～3刀，手下有松动感即可出针。局部按压1min，术毕贴无菌敷贴。

【经验纪要】

针刀松解的目的是释放、消除肿胀滑囊中过高的压力，故松解要彻底。松解结束后，术者应手指垂直加压，以利于囊液的扩散、流出。

第五节　肩峰撞击综合征（附：肩锁关节炎）

一、概述

肩峰撞击综合征，统指由各种原因引起的肩峰下的间隙狭窄，即当肩部上举或外展时，肩峰下表面与肱骨头之间的肩袖肌腱等软组织结构因受到反复摩擦、挤压及撞击而致的以肩部疼痛、无力和运动受限等为主要表现的一类病证（肩袖断裂不在本节讨论范围）。

二、症状

患者以肩部疼痛最常见，夜间和患侧卧位时症状加重，影响睡眠；其次肩关节功能障碍、活动受限，患侧上肢外展上举60°～120°及外旋时症状明显，可伴肌力减弱、持物无力。

患者的自诉症状有：

"自从上次跌倒，撞到左侧肩膀后，我就不能往左侧睡觉了，夜里总感觉一阵阵疼痛，让我难以入睡。"

"锻炼时，手从身体外侧举起来，肩膀就会疼得厉害。"

060

三、查体及特殊检查

(一)查体

1.肩部压痛,压痛点多位于肩峰前下与肱骨大结节之间。

2.疼痛弧检查试验阳性。

3.肩峰下撞击试验阳性。

4.肩峰撞击诱发试验阳性。

(二)特殊检查

1.肩关节X线示肩锁关节退变、增生,形成向下的骨赘等,对明确肩峰撞击征的诊断有重要意义。

2.肩关节MRI检查对明确诊断具有重要的价值,能同时对肩袖撕裂、肱二头肌长头肌腱、肩峰下滑囊、肩锁关节和三角肌病变做出判断,并对治疗方式提供指导意见。

四、局部解剖

肩峰下间隙位于肩胛冈向外侧延伸的扁平状突起形成的肩峰下部和肱骨大结节之间的区域。由喙突、肩峰及连接两者之间的喙肩韧带构成的喙肩弓为其上缘,肱骨大结节和肱骨头上部为其下缘;中间由肱二头肌长头肌腱、冈上肌肌腱及肩峰—三角肌下滑囊等组织构成。此间隙前窄后宽,分为前中后三部分。其中,前部位于喙突和喙肩韧带前2/3下面,中部位于肩峰前半、肩锁关节及喙肩韧带后1/3下面,后部位于肩峰后半下面。病变多发生在前中间隙。

五、特色治疗技术

(一)注射疗法操作技术

1.体位:患者取坐位,两臂自然下垂。

2.定点:压痛点多位于肩峰前下与肱骨大结节之间,于该处定点。

3.常规消毒,铺巾。

4.注射器型号及药物配比:5 ml注射器(7号针头),复方倍他米松注射液0.5 ml+1%利多卡因1 ml+0.9%氯化钠2 ml。

5.定向:紧贴肩峰下,顺肩峰向后或向内进针至肩峰下滑囊。

6.操作技法:针尖突破滑囊后,手下有落空感,回抽无血后,缓慢推注配伍药液,一般无明显阻力,术毕贴无菌敷贴。

【经验纪要】

准确定位,同时根据实际情况调整注射药物的剂量。推注时,术者如感到压力明显或推药困难,应调整进针方向,同时可牵拉患侧肢体远端以扩大间隙。

(二)针刀疗法操作技术

1.体位:患者取仰卧位,充分暴露患侧肩部。

2.定点:仔细触摸肩峰下缘压痛点,定位并标记。

3.常规消毒,铺巾。

4.定向:刀体与皮肤垂直。

5.操作技法:术者左手定点,右手持针,刀口线与肢体纵轴平行,刀体与皮肤垂直、刺入,至肩峰下滑囊,手下有落空感后,稍提针刀,纵疏横剥2～3刀,待手下有松动感即可出针,术毕贴无菌敷贴。

【经验纪要】

肩峰撞击的严重程度与撞击的角度有关。采用针刀松解喙肩韧带时,松解要彻底,操作中应避免发生气胸。

附:肩锁关节炎

肩锁关节炎,是指由外伤或慢性劳损引起的关节软骨、韧带及关节囊产生无菌性炎症,进而出现肩部疼痛的一类病证。本病多见于体力劳动者和健身爱好者,症状表现为肩前部疼痛,局部可触及肿胀,活动大多不受影响。压痛点多位于肩锁关节处。治疗方法同肩峰撞击综合征。

第六节　四边孔综合征

一、概述

四边孔综合征,是指由腋神经及其分支、旋肱后动脉在四边孔处受压引起的以肩部疼痛、活动受限、感觉减退、肌力下降为表现的一类疾病。本病以优势手多发,多见于年轻人,男性多于女性。

二、症状

肩后外侧及上臂外侧疼痛,外展上举无力,外旋疼痛加重,三角肌可伴萎缩,臂外侧感觉减退。

患者的自诉症状有:

"这半年来我总感觉右侧腋后部疼痛,有时按压后会出现手臂麻木。"

"腿骨折后一直拄双拐行走,但最近我总感觉两侧手臂都没有力气。"

三、查体及特殊检查

(一)查体

1.患者肩后外侧四边孔投影区压痛,肩部外展、外旋时疼痛加重。

2.肩外展活动受限。

3.三角肌可出现萎缩、肌力下降。

4.臂外侧感觉减退或丧失。

(二)特殊检查

1.肌电图检查对本病的诊断具有指导意义。

2.MRI 或超声检查可排除肿块或骨折等,早期 MRI 检查可见三角肌和/或小圆肌失神经性水肿,晚期可见三角肌和/或小圆肌脂肪浸润、肌肉萎缩。

四、局部解剖

四边孔位于肩关节后方、肩胛骨外缘后外侧,为上界小圆肌、下界大圆肌的内上缘、内界肱三头肌长头外侧缘和外界肱骨外科颈组成的约拇指尖大小的四边形区域。四边孔的内上缘有臂丛神经发出的腋神经及其分支和旋肱后血管穿过,绕肱骨外科颈进入三角肌深层,支配三角肌和小圆肌,同时其皮支支配肩部及臂外侧上部的区域。其中腋神经的损伤会导致臂不能外展、肩部及皮肤感觉障碍及三角肌萎缩。

五、特色治疗技术

(一)注射疗法操作技术

1.体位:患者取侧卧位,患侧上肢内旋,屈肘90°抵床面,充分暴露背部。

2.定点:仔细触摸,定位四边孔局部压痛点,并标记。

3.常规消毒,铺巾。

4.注射器型号及药物配比:5 ml注射器(7号针头),复方倍他米松注射液0.5 ml+1%利多卡因1 ml。

5.定向:垂直皮肤进针。

6.操作技法:术者由四边孔穿刺点进针,回抽无血后,缓慢推注配伍药液,一般无明显阻力,术毕贴无菌敷贴。

【经验纪要】

术中需准确定位,可在超声引导下操作,有利于避免发生气胸及损伤神经、血管。

(二)针刀疗法操作技术

1.体位:患者取俯卧位,两臂自然下垂;或取侧卧位,患侧在上。

2.定点:四边孔上界为小圆肌、肩胛颈及肩肱关节,下界为大圆肌,内界为肱三头肌长头,外界为肱骨上端。在四边孔区域内寻找压痛点,定位并标记。

3.常规消毒,铺巾。

4.定向:刀体与皮肤垂直,肩胛骨外缘刀口线与肌纤维平行,肱骨小结节点刀口线与肱骨纵轴平行。

5.操作技法:术者左手定点,右手持针。术者先在压痛点松解,若疗效不好,再在各点松解。

(1)小圆肌点:刀口线与小圆肌纤维平行,刀体与皮肤垂直、刺入,直达骨面,术者稍提针刀在肩胛骨外侧骨缘处操作,纵疏横剥2~3刀,手下有松动感即可出针。

(2)大圆肌点:刀口线与肢体纵轴平行,刀体与皮肤垂直、刺入,直达骨面,术者稍提针刀在肱骨小结节嵴内侧骨面操作,纵疏横剥2~3刀,手下有松动感即可出针。局部按压1min,术毕贴无菌敷贴。

【经验纪要】

准确定位,术者应熟练掌握相关部位的解剖结构。注意针刀的角度,操作应在骨缘进行,可避免损伤神经、血管及气胸的发生。

第七节　肩胛下肌损伤

一、概述

肩胛下肌损伤,是指由慢性劳损、外伤等因素引起肩胛下肌局部组织粘连或瘢痕而出现的以肩部疼痛和活动受限为主要症状的一类疾病,疼痛可放射至上臂内侧及腕部。本病多见于体力劳动及投掷运动者。

二、症状

患者肩部疼痛,多自觉肩前侧深部或肩胛骨内侧酸痛不适,其中疼痛多位于肩胛区、肱骨小结节、上臂内侧、肘部、腕背部,外展与后伸受限。

患者的自诉症状有:

"打球时,当手臂后伸至肩膀高度时,我就会感到肩后背明显疼痛。"

"我是不是得了肩周炎,当上肢抬高到30°时,我就感觉到肩膀后面特别痛,都不敢抬高手臂了。"

三、查体及特殊检查

(一)查体

1.患者肩背部无明显压痛,肱骨小结节区域可有压痛。

2.抬离试验阳性。

3.压腹试验阳性。

4.肩部内收、内旋抗阻试验阳性。

(二)特殊检查

1.肩关节X线示一般无明显异常。

2.肩关节MRI检查可辅助诊断,注意排除骨折、脱位、肌腱的撕裂或钙化。

四、局部解剖

肩胛下肌起于肩胛骨前面的肩胛下窝,肌束向上外经肩关节前方附着于肱骨前侧小结节和肩关节囊下部。该肌呈三角形。神经支配为肩胛下神经(发自颈5、颈6神经纤维)。肩胛下肌的作用是使肩关节内收和旋内。其中肩胛下肌与大圆肌、背阔肌、胸大肌协同维持上臂内收和旋内功能,小圆肌和冈下肌为其拮抗肌。

五、特色治疗技术

(一)注射疗法操作技术

1.体位:

(1)肱骨小结节点:患者取仰卧位,患肢置于身体侧缘。

(2)肩胛骨外侧缘:掌心向上,患肢上举,屈肘,手置于后枕部。

2.定点:术者仔细触摸肱骨小结节压痛点及肩胛骨前侧,定点并标记。

3.常规消毒,铺巾。

4.注射器型号及药物配比:2 ml注射器(7号针头),复方倍他米松注射液0.5 ml+1%利多卡因1 ml。

5.定向:

(1)肱骨小结节点:自肱骨小结节点皮肤垂直进针。

(2)肩胛骨外侧缘:注射器针头向头侧且紧贴肩胛骨前壁,与肩胛骨平行进针。

6.操作技法:

(1)肱骨小结节点:当针尖刺破肌腱附着点,直达骨面,回抽无血后,行浸润注射配伍药液。

(2)肩胛骨外侧缘点:针尖抵达肩胛骨外侧缘后,稍微调整方向,使针尖紧贴肩胛骨前侧骨面进针2~3 cm,回抽无血后,尽量向骨面注射配伍药液。

【经验纪要】

向肩胛骨压痛点注射药液时,须尽力将患肢外展、外旋,充分暴露患处,可将患者手放于枕下固定,术者推其肘部达最佳位置,防止针尖刺入胸腔。

(二)针刀疗法操作技术

1.体位:患者取仰卧位,充分暴露患侧肩部。

2.定点:术者仔细触摸肱骨小结节处压痛点及肩胛骨前侧,定点并标记。

3.常规消毒,铺巾。

4.定向:针刀与皮肤垂直。

5.操作技法:术者左手定点,右手持针。

(1)肱骨小结节点:刀口线与肱骨纵轴走向平行,针刀与皮肤垂直、刺入,直达骨面,调整刀口线与肩胛下肌走行一致,在骨面上纵疏横剥2~3刀,手下有松动感即可出针。

(2)肩胛骨外侧缘点:刀体垂直于皮肤刺入,紧贴肩胛骨前壁进针2~3cm,纵行切割2~3刀,手下有松动感即可出针。按压进针点1min,术毕贴无菌敷贴。

【经验纪要】

术者应掌握局部解剖结构和进针的深度与方向,防止伤及胸腔。待疼痛减轻后,进行适度的功能训练,加大肩关节外展、外旋的角度。

第五章　肘　部　疾　病

第一节　肱骨外上髁炎

一、概述

　　肱骨外上髁炎,又称为网球肘,是指肱骨外上髁伸肌总腱处的慢性损伤性肌筋膜炎。多发生在体育运动或劳动中反复用力活动腕肘关节时,如打网球、乒乓球时的抽杀动作,木工、理发师等反复的牵拉、捶打动作。

二、症状

　　患者一般会出现肘部外侧疼痛及前臂力量的减弱。

　　患者的自诉症状有:

　　"我的胳膊肘太痛了,端水杯都很困难。"

　　"上周末我打球后,就出现了胳膊肘的疼痛。"

　　"我做家务劳累后就出现这里(肱骨外上髁处)疼痛,现在都不能拧毛巾了。"

三、查体及特殊检查

(一)查体

1.肱骨外上髁局部压痛。

2.Mills 征阳性:又称伸肌腱牵拉试验,患者伸直肘部,握拳、屈腕,前臂旋前时,如发生肘关节外侧疼痛,即为阳性。

(二)特殊检查

1.肘关节X线检查多无异常,部分患者肱骨外上髁钙化。

2.超声检查可见肱骨外上髁表面回声粗糙,不光滑,前臂伸肌群(伸指总肌、桡侧腕伸肌)起始部肌肉回声增厚、不均匀等。

四、局部解剖

肱骨外上髁是肱骨下端外侧膨大隆起的非关节部分,是前臂伸肌腱的总起点。

五、特色治疗技术

(一)注射疗法操作技术

1.体位:患者取坐位或仰卧位,患侧肘部屈曲,手掌向下,放于操作台上。

2.定点:于肱骨外上髁骨凸压痛点、肱骨外上髁上方1～2cm压痛点或肱骨外上髁骨凸前内侧压痛点定点并标记。

3.常规消毒,铺巾。

4.注射器型号及药物配比:2ml注射器(6号针头),复方倍他米松注射液0.3ml+0.5%利多卡因0.7ml。

5.定向:在定点处穿刺,针尖触及肱骨外上髁骨面即可。

6.操作技法:术者将穿刺针刺入外上髁中央部位,触及骨质即可,回抽无血后,将配伍药液注射至皮下脂肪与肌腱的交界处,拔出注射器,按压注射点,术毕贴无菌敷贴。

【经验纪要】

a.注射时,可在肌肉稍丰厚处穿刺至定点。进行扇形注射时,将配伍药液注射于肌腱周围。

b.在注射过程中,如患者出现疼痛或术者操作阻力较大,表明进针太深,可能进入了骨膜下或肌腱内,此时需回退注射器,调整进针角度。

c.注射前,告知患者局部皮肤可能会出现色素脱失,注射后1~2天有疼痛加重的可能,可口服非甾体抗炎镇痛药。

d.治疗后,注意休息,避免托举、旋转肘部等活动。

e.通常10~15天注射1次,1~2次为一个疗程,一般注射不超过3次。

(二)针刀疗法操作技术

1.体位:患者取坐位或仰卧位,患侧肘部屈曲,手掌向下,放于操作台上。

2.定点:术者于肱骨外上髁骨凸压痛点、肱骨外上髁上方1~2cm压痛点或肱骨外上髁骨凸前内侧压痛点定点并标记。

3.常规消毒,铺巾。

4.定向:刀口线与伸腕肌纤维走向平行,针刀与皮肤垂直。

5.操作技法:术者左手定点,右手持针,快速刺入皮下,直达骨面,纵疏横剥,手下有松动感后即可出针,术毕贴无菌敷贴。

【经验纪要】

a.对病程较长的患者,反复注射疗效若不佳,可行针刀松解。

b.部分患者如果能够触及桡骨小头下方的压痛点时,可行注射疗法或针刀疗法松解。

第二节　肱骨内上髁炎

一、概述

肱骨内上髁炎,也称高尔夫球肘、学生肘。本病主要是指由反复牵拉损伤引起的前臂屈肌总腱处的慢性肌腱炎。

二、症状

患者一般会出现肘关节内侧疼痛。

患者的自诉症状有：

"我趴在桌子上画了几个小时图后就出现了肘关节疼痛。"

"我一提重东西，这里（肘关节内侧）就痛得厉害。"

"我这里（肘关节内侧）都不怎么肿，就是痛得厉害。"

三、查体及特殊检查

(一)查体

1.肱骨内上髁局部可触及明显压痛点。

2.前臂屈肌腱牵拉试验阳性：嘱患者伸肘，腕背伸，握拳，然后前臂外旋或后旋，若引起肘内侧疼痛，即为阳性。

(二)特殊检查

1.肘关节X线多无异常，部分患者可见肌腱附着处钙化。

2.肌骨超声可见屈肌总腱肌腱附着处增厚、肿胀；肌腱局部或弥漫性回声减低，回声不均匀，局部肌腱纤维结构不清或消失；骨皮质不规则，可见骨赘形成。

四、局部解剖

前臂屈肌总腱起附于肱骨内上髁，此处骨膜与深筋膜紧密结合。

五、特色治疗技术

(一)注射疗法操作技术

1.体位：患者取仰卧位，屈肘90°，前臂尽量外旋，置于操作台上。

2.定点：术者于肱骨内上髁压痛点定点并标记。

3.常规消毒，铺巾。

4.注射器型号及药物配比：2 ml注射器（6号针头），复方倍他米松注射液0.3 ml+1%利多卡因0.7 ml。

5.定向:定点处穿刺,针尖触及肱骨内上髁骨面。

6.操作技法:术者将穿刺针刺入至内上髁,触及骨质即止,回抽无血后,将配伍药液注射至骨膜处,术毕贴无菌敷贴。

【经验纪要】

a.注射前,告知患者皮肤可能会出现色素脱失。

b.在注射过程中,如果患者出现疼痛或阻力较大,表明进针太深,可能进针至骨膜下,需回退注射器调整进针角度。

c.如术后患者2 h内出现前臂尺侧及无名指、小指发麻,考虑为麻醉药的作用,嘱患者不用过分担心。

d.术后24 h保持伤口清洁、干燥,患肢避免提重物及剧烈运动。

e.通常10~15天注射1次,1~2次为一个疗程,一般注射不超过3次。

(二)针刀疗法操作技术

1.体位:患者取仰卧位,屈肘90°,前臂尽量外旋,置于操作台上。

2.定点:于肱骨内上髁压痛点定点并标记。

3.常规消毒,铺巾。

4.定向:刀口线与前臂屈肌走向平行,针刀与肱骨内侧髁骨面垂直。

5.操作技法:术者左手定点,右手持针,快速刺入皮下,直达骨面,纵疏横剥,手下有松动感后即可出针,术毕贴无菌敷贴。

【经验纪要】

a.针刀操作时,勿滑向内上髁后方或前方,以免伤及尺神经和血管。

b.术后配合手法治疗,可提高疗效。

c.术后24 h保持伤口清洁、干燥,患肢避免提重物及剧烈运动。

d.如疗效不理想,1周后再进行针刀疗法并配合注射疗法。

第三节　尺骨鹰嘴滑囊炎

一、概述

尺骨鹰嘴滑囊炎,又称肘后滑囊炎或矿工肘,是因摩擦、劳损、创伤、感染等因素刺激导致出现滑囊充血、水肿、增生、钙化及渗出的炎症性疾病。

二、症状

患者一般会出现肘后疼痛及肿胀。

患者的自诉症状有:

"我的胳膊肘后部有一个乒乓球大小的肿物,伸肘时疼痛加重。"

"我这里(指着尺骨鹰嘴上方)突然就又红又肿了,而且痛得厉害。"

三、查体及特殊检查

(一)查体

尺骨鹰嘴上方可见2~4cm的肿块,压痛阳性,局部可有红、肿、热。

(二)特殊检查

1.肘关节X线检查多无异常。

2.穿刺液实验室检查以排除感染。

四、局部解剖

尺骨鹰嘴部滑囊包括皮下滑囊、肱三头肌腱下囊和鹰嘴腱内囊。其中皮下滑囊,位于尺骨鹰嘴嵴与皮肤之间;肱三头肌腱下囊,位于肱三头肌和尺骨鹰嘴之间;鹰嘴腱内囊,位于肱三头肌腱内。

五、特色治疗技术

注射疗法操作技术

1.体位:患者取仰卧位,患侧肘部屈曲,前臂置于胸前。

2.定点:术者将囊肿固定于鹰嘴上,沿尺骨在囊肿基底部定点并标记。

3.常规消毒,铺巾。

4.注射器型号及药物配比:5ml注射器(7号针头),复方倍他米松注射液1ml+1%利多卡因1ml。

5.定向:在定点处穿刺,进针平行于尺骨。

6.操作技法:术者将穿刺针刺入至滑囊中央,回抽无血后,先对滑囊抽液,将滑囊内液体抽出后,再将配伍药液注射至滑囊内,术毕贴无菌敷贴。术后用弹力绷带加压包扎。

【经验纪要】

a.在对滑囊进行抽液时,如怀疑存在感染,禁止局部注射配伍药液,应行穿刺液实验室检查。

b.如果局部注射复方倍他米松注射液治疗后,患者肿胀等症状仍持续存在,可考虑行滑囊切除治疗。

第四节 肘管综合征

一、概述

肘管综合征,又称迟发性尺神经炎,是指由慢性劳损、外伤和手术等引起尺神经在肘管里受到卡压、牵拉、摩擦等,进而导致进行性手内在肌萎缩无力和以手尺侧麻木为主要表现的临床症状群。本病是临床上最常见的周围神经卡压类疾病之一,发病率仅次于腕管综合征。

二、症状

主要表现为小指及环指尺侧半感觉减退消失,尺背侧手感觉丧失,屈腕能力减弱,小鱼际肌、骨间肌、蚓状肌等肌肉萎缩无力。

患者的自诉症状有:

"我的这两根手指(小指及环指)有时就像针扎得一样痛,好麻。"

"我感觉这个手没有劲,写字的时候感觉小指不灵活。"

三、查体及特殊检查

(一)查体

1.患者屈腕能力减弱,小鱼际肌、骨间肌、蚓状肌等肌肉萎缩无力,严重者出现"爪形手"畸形。

2.手部尺侧1个半手指、小鱼际及尺侧手背部感觉障碍。

3.肘部Tinel征阳性。

4.夹纸试验(Froment试验)阳性。

(二)特殊检查

1.肘关节X线或MRI等检查可排除骨折、肿瘤等器质性病变。

2.肌电图检查,可见肘下尺神经传导速度减慢、小鱼际肌及骨间肌肌电图异常。

3.高频超声检查能直观地观察到尺神经的形态变化、肘管部异常解剖结构,可明确卡压的部位及原因。

四、局部解剖

肘管位于肘后内侧、肱骨内上髁后方,呈一漏斗形,管腔尖朝向下。它由前后、内侧、外侧四壁和上下两口构成,顶是肘后弓状韧带。尺神经手背支从腕部伸肌支持带深面转行至手背,分支分布于手背尺侧半和小指、环指及中指尺侧半背面皮肤;浅支分布于小鱼际表面的皮肤、小指掌面皮肤、环指尺侧半掌面皮肤;深支分布于小鱼际肌、拇收肌、骨间掌侧肌、骨间背侧肌及第3、第4蚓状肌。

五、特色治疗技术

(一)注射疗法操作技术

1.体位:患者取仰卧位,患肢外展90°,屈肘30°,掌心向上。

2.定点:术者在尺骨鹰嘴内缘和肱骨内上髁外缘之间定点并标记。

3.常规消毒,铺巾。

4.注射器型号及药物配比:2 ml注射器(6号针头),复方倍他米松注射液0.5 ml+1%利多卡因0.5 ml。

5.定向:在标定点处穿刺。

6.操作技法:术者将穿刺针向肱骨干倾斜30°左右刺入至肘管,回抽无血后,将配伍药液注射至肘管内,按压注射点,术毕贴无菌敷贴。

【经验纪要】

a.在注射过程中,如患者出现疼痛或阻力较大,表明进针太深,可能进入骨膜下,需回退注射器并调整进针角度。

b.通常情况下,疼痛明显者可进行注射治疗,如患者出现肌肉萎缩应行针刀治疗或手术治疗。

c.行注射疗法者,术后应避免肘部受压。

d.一般2周注射1次,2～3次为一个疗程。

(二)针刀疗法操作技术

1.体位:患者取仰卧位,患肢外展,掌心向上。

2.定点:术者在尺骨鹰嘴内缘和肱骨内侧髁外缘各定一点并标记。

3.常规消毒,铺巾。

4.定向:刀口线与尺神经走向平行,针刀与局部表肤垂直。

5.操作技法:术者左手定点,右手持针,快速刺入皮下,直达骨面,沿尺骨鹰嘴骨内侧缘和肱骨内侧髁外缘纵行疏通,手下有松动感即可出针,术毕贴无菌敷贴。

【经验纪要】

a.针刀一定要紧贴骨缘操作,避免伤及尺神经。

b.拔除针刀后,局部按压2~3min,术口保持干燥24h。

第五节　创伤性肘关节强直

一、概述

创伤性肘关节强直,是指由肘部骨折、脱位或软组织损伤等引起肘关节软组织粘连和挛缩,进而导致肘关节屈伸和前臂旋转功能受限的一类疾病。肘关节强直分为纤维性强直和骨性强直,骨性强直不在本节讨论范围。

二、症状

肘关节活动明显受限。

患者的自诉症状有:

"我这个胳膊受过伤之后就伸不直了,也弯不起来了。"

三、查体及特殊检查

(一)查体

患者肘关节屈伸活动明显受限,局部可触及肌肉紧张。

(二)特殊检查

1.肘关节X线可明确骨化性肌炎、异位骨化、陈旧性骨折、肿瘤等疾病。

2.必要时,进行MRI检查。

四、局部解剖

肘关节是由肱骨远端与尺骨、桡骨上端构成的复合关节,包括肱尺关节、肱桡关节及尺桡近端关节。肘关节的关节囊前后薄而松弛,两侧紧张。韧带包括桡侧副韧带、尺侧副韧带、桡骨环状韧带,其中桡侧副韧带位于肘关节囊外侧,起自肱骨外上髁,分成两束,从前后包绕桡骨头,止于尺骨的桡骨切迹前后缘;尺侧副韧带位于肘关节囊内侧,起自肱骨内上髁,纤维呈扇形分布,止于尺骨滑车切迹前后缘;桡骨环状韧带呈环形,由前后和外侧三面环绕桡骨小头,附着于尺骨的桡骨切迹前后缘。

五、特色治疗技术

(一)中药熏洗疗法

1.方药组成:主要由伸筋草、海桐皮、红花、防风、桑枝、桃仁、艾叶、鸡血藤、炒杜仲、羌活、当归、仙茅、制川乌、制草乌、透骨草等组成。

2.使用方法:诸药煎好后,倒入熏洗桶内,用布单由桶口至患肘盖住,进行熏蒸,先熏后洗,边熏蒸边进行关节屈伸功能锻炼。注意避免发生烫伤,待药液温度适宜时,将患肘浸没于药液中,2次/天,每次30 min。

【经验纪要】

骨折、脱位后的早期患者发生损伤后,常因畏惧疼痛、担心损伤肢体关节而不敢活动,导致瘀血凝滞、气血不通,日久筋骨失养,关节挛缩、粘连、僵硬、活动受限。病机主要是气滞血瘀、筋脉挛缩。中药熏洗有物理治疗和药物治疗的双重作用,具有活血化瘀、舒筋通络、消肿止痛的功效,通过对僵硬关节的局部熏洗,可使药力从皮肉筋骨直达病变部位,使关节周围软组织挛者舒、僵者柔,在此基础上配合手法治疗、功能锻炼,可进一步松解粘连、松弛挛缩、软化瘢痕,进而有利于关节功能的恢复。

(二)手法康复治疗

医生一手固定患肘近端,另一手握住远端进行轻度牵引、肘关节伸屈及前后旋转,并逐渐加大角度,力度以患者感觉微痛为宜,1～2次/天,每次20min。同时配合肘关节主动进行功能锻炼。操作时,动作要轻柔,循序渐进,不可暴力操作,避免造成新的创伤。

(三)针刀疗法操作技术

1.体位:患者取平卧或侧卧位。

2.定点:于尺骨鹰嘴桡侧点、尺骨鹰嘴尺侧点、肘桡侧凹窝点、肱二头肌腱肘正中点、肱二头肌腱桡侧缘点定点并标记。

3.常规消毒,铺巾。

4.定向:刀体与局部皮肤垂直,刀口线与肢体纵轴平行。

5.操作技法:术者左手定点,右手持针,刺入后按照解剖层次,反复逐层切割粘连及瘢痕组织,纵疏横剥至骨面或关节囊。重点松解鹰嘴下滑囊、肘关节前后脂肪垫、尺桡侧副韧带、肱二头肌腱膜,如有明显痛点或触及硬结、条索等,亦可适当松解,力求全面松解,手下有松动感即可出针,术毕贴无菌敷贴。

【经验纪要】

a.对于病程较短或症状较轻的肘关节强直患者,应将中药熏洗+功能锻炼+手法治疗作为基本治则,并贯穿于疗程始终。

b.对于疗程较长或症状较重的患者,可在上述治疗基础上,联合针刀松解治疗。

c.操作前,术者需熟悉局部解剖结构,以免伤及血管、神经。松解时,首先"以痛为腧",其次加强肘关节周围粘连组织(如关节囊、脂肪垫、韧带)的松解;针刀治疗后,患者需及时配合中药熏洗和手法治疗,主动进行功能锻炼,以发挥最大疗效。手法治疗时,以不引起患者出现明显疼痛为度,逐渐加大角度,切不可暴力操作。

d.针刀治疗需多次松解,且患者需积极配合,方能建功。如多次松解仍难改善患者症状,可考虑手术治疗。

第六节　旋前圆肌综合征

一、概述

　　旋前圆肌综合征,是指因正中神经在旋前圆肌平面受压而致正中神经主干受损出现运动及感觉障碍的一类综合征。多见于经常进行重复性前臂用力旋前工作的人群,发病年龄多在 50 岁左右,女性多于男性。

二、症状

　　患者一般会出现旋前圆肌区疼痛及手部的感觉障碍。

　　患者的自诉症状有:

　　"我的胳膊前面很痛,特别是拎重东西的时候。"

　　"我这 3 个半手指(桡侧)麻。"

三、查体及特殊检查

(一)查体

　　1.触诊患者旋前圆肌局部压痛、发硬,手掌桡侧和 3 个半手指(桡侧)麻木,鱼际肌可有萎缩,手指不灵活,拇食指捏力减弱,大鱼际对掌、对指肌力减弱。

　　2.Tinel 征阳性:轻轻叩击或压迫旋前圆肌入口的位置时,患者有向该神经支配区放射的麻痛感,有时也能出现向近端的放射,即提示阳性。

　　3.旋前圆肌激发试验阳性:屈肘、抗阻力下使前臂做旋前动作,肌力减弱,即提示阳性。

(二)特殊检查

1.肘关节 X 线可排除骨骼相关疾病。

2.肌电图检查可见正中神经肘部以下存在慢性轴索损害,正中神经感觉和运动的潜伏期延长及后期拇短展肌失神经改变。

3.高频超声检查可见正中神经水肿、回声减低,卡压部位变细,卡压部位上下神经节段性水肿、增粗、回声减低。

四、局部解剖

旋前圆肌位于前臂前面上部的皮下,起点有两头:一是肱骨头,起自肱骨内上髁;二是尺骨头,起自尺骨冠突内缘。两头之间通过正中神经。旋前圆肌的两头在正中神经前面汇合后,肌束斜向外下方,先在肱肌和肱二头肌腱的浅面,后在桡骨掌侧面形成扁腱,止于桡骨中 1/3 的前面、后面和外侧面,即桡骨弓状外缘最凸出点。

五、特色治疗技术

(一)针刀疗法操作技术

1.体位:患者取坐位,患侧前臂屈曲45°,置枕上,屈腕,掌面向上。

2.定点:术者嘱患者用力屈肘屈腕,分别于肱骨内上髁内侧面、尺骨冠突内侧缘、肱二头肌腱膜处寻找压痛点并标记。

3.常规消毒,铺巾。

4.定向:针刀与皮肤垂直,刀口线与臂部纵轴走向平行。

5.操作技法:

(1)对于肱骨内上髁内侧面、尺骨冠突内侧缘的标记点,可直达骨面,纵疏横剥,手下有松动感即可出针,术毕贴无菌敷贴。

(2)对于肱二头肌腱膜处的标记点,令患者握拳、用力屈腕,使肱二头肌及其腱膜呈紧张状态,再纵行切开,进行针刀松解,术毕贴无菌敷贴。

【经验纪要】

a.肱骨内上髁点和尺骨冠突点都必须在前臂内侧进刀,方能达到松解旋前圆肌两个起始部肌腱的目的。

b.肱二头肌腱膜处定点必须定于正中神经尺侧,这样才能既不损伤神经,也不损伤肱动脉。切开的程度要视腱膜病变的具体情况而定,以既可切开腱膜又不损伤旋前圆肌为度。

(二)注射疗法操作技术

1.体位:患者取仰卧位,前臂内收于身体侧方。

2.定点:患侧掌心朝上,可从肱骨内上髁与肱二头肌腱膜之间寻找Tinel征阳性点并标记,注意避开肱动脉搏动处。

3.常规消毒,铺巾。

4.注射器型号及药物配比:5 ml注射器(7号针头),复方倍他米松注射液0.5 ml+1%利多卡因2 ml。

5.定向:在标定点处穿刺,针尖指向头侧。

6.操作技法:术者沿稍偏内侧轨迹缓慢前进,在正中神经分布区域会引起患者强烈的感觉异常,回抽无血后,再缓慢推入配伍药液,术毕贴无菌敷贴。

【经验纪要】

避免注射器针头刺入正中神经,密切观察患者有无局部麻醉药物中毒的迹象。

第六章　腕手部疾病

第一节　桡骨茎突狭窄性腱鞘炎

一、概述

桡骨茎突狭窄性腱鞘炎,是指因拇短伸肌腱和拇长展肌腱在腱鞘内反复摩擦导致的无菌性炎症。常见病因包括劳累、外伤、寒冷刺激等。目前临床常见的病例多发生于1岁以内婴幼儿的妈妈或奶奶、外婆,又被俗称为"妈妈手""奶奶手"。

二、症状

患者常见的症状为患侧腕部疼痛与活动受限。

患者的自诉症状有:

"我每次抱小孩时,手腕就疼得厉害。"

"我这里(桡骨茎突处)疼得厉害,还有点肿。"

"我现在没法拧毛巾,一拧就疼。"

"我大拇指一翘就疼。"

三、查体及特殊检查

(一)查体

1.桡骨茎突处局部压痛。

2.Finkelstein(握拳尺偏试验)阳性:拇指握于其余四指之间,做腕关节尺偏动作,如桡骨茎突处疼痛加剧,则提示阳性。

(二)特殊检查

本病一般无特殊检查。必要时,可行腕关节正侧位片检查,以排除骨折、骨肿瘤等其他病变,尤其是有外伤史的患者。

四、局部解剖

拇长展肌腱起自尺桡骨的背面及前臂骨间膜,拇短伸肌腱起自前臂后群深层肌,两者在同一个狭窄的纤维鞘中穿出,而后分别止于第一掌骨底和拇指第一节指骨底。拇长展肌腱和拇短伸肌腱通过纤维鞘管到达止点,形成一个大约105°的折角。当频繁外展拇指及背伸腕关节时,此折角增大,增加了肌腱和腱鞘的摩擦,导致无菌性炎症,严重时可导致腱鞘狭窄。

五、特色治疗技术

(一)注射疗法操作技术

1.体位:患者取仰卧位,手轻握拳,患侧朝上放置于床面上,腕下垫一薄枕。

2.定点:患侧拇指背伸状态下可见拇短伸肌腱和拇长展肌腱大体的形态和位置,于两条肌腱之间桡骨茎突压痛最明显处标记并定点。

3.常规消毒,铺巾。

4.注射器型号及药物配比:2 ml注射器(6号针头),复方倍他米松注射液0.3 ml+0.5%利多卡因0.7 ml。

5.定向:针尖呈30°～45°进针,进针深度至桡骨茎突骨面。

6.操作技法:术者左手定点,右手持针,使针尖抵达骨面后,回退1～2 mm至鞘内,回抽无血后缓慢注射配伍药液,至周围软组织出现一个梭形包块后,移出注射器,按压注射点,术毕贴无菌敷贴。

【经验纪要】

a.该法适用于腱鞘疼痛但粘连(狭窄)不严重的患者。

b.术前需交代患者注射部位处的皮肤可能会出现色素脱失、局部肌肉萎缩等。

c.操作时,定点需准确,进针后尽量避免反复穿刺。

d.如果进针深度超过1 cm仍未到达骨面时,需考虑进针点是否距离桡骨茎突过远。

e.注射治疗2~3周一次,一般不超过3次,反复多次注射可能导致肌腱钙化,甚至出现肌腱断裂的情况。

f.术后患者避免抓握及腕关节反复活动的动作。

(二)针刀疗法操作技术

1.体位:患者取仰卧位,手掌垂直于床面放置,尺侧垫一薄枕,使腕关节向尺侧屈。

2.定点:于患侧桡骨茎突处压痛最明显或者肿胀、有硬结处标记并定点。

3.常规消毒,铺巾。

4.定向:针刀垂直于桡骨茎突骨面进针。

5.操作技法:术者左手定点,右手持针,针刀快速刺破皮肤直达腱鞘,刺透腱鞘后手下会有落空感,纵行剥离2~3刀,然后继续进针至针刀尖抵达骨面,回退针尖少许,再纵行剥离2~3刀;如果粘连严重,可再行剥离操作2次,术毕贴无菌敷贴。

【经验纪要】

a.该法适用于粘连(狭窄)严重的患者,可配合注射疗法使用。

b.进行针刀剥离操作时,术者应平行于肌腱方向纵行剥离,不可倾斜刀身,避免横向剥离损伤或切断肌腱。

c.注意应在骨面上进行剥离操作,避免误入鼻烟窝而损伤桡动脉及桡神经浅支。

d.如1次针刀治疗未痊愈,可于7天后行第2次治疗。

e.平时注意避免腕关节反复、大量地活动,减少局部受凉的可能。

f.必要时,可将腕关节固定于桡偏位2~3周。

第二节　腕掌关节骨性关节炎

一、概述

腕掌关节骨性关节炎多发生于拇指的腕掌关节处,主要为第1掌骨和大多角骨之间,多见于中老年女性,可造成关节疼痛、半脱位、拇指内收畸形及无力,严重影响手部的功能。拇指的腕掌关节炎是手部继远侧指间关节后最常见的关节炎。根据X线显示的严重程度的不同分为四期,但临床症状的严重程度并不一定与分期一致。

二、症状

患者常见的症状主要为拇指基底部的疼痛、肿胀及功能受限。

患者的自诉症状有:

"我端杯子的时候大拇指这里疼得厉害。"

"我感觉我大拇指的骨头比以前大了。"

"我的大拇指需要另外一个手辅助才能翘得起来。"

三、查体及特殊检查

(一)查体

1.患侧掌指关节处(常见于第1掌指关节)局部压痛。

2.掌指关节旋转活动时,疼痛加重,或有磨砂感。

3.部分患者可因腕骨半脱位导致拇指基底部增大。

4.部分病程较长的患者可见大鱼际萎缩。

（二）特殊检查

X线检查可见大多角骨与第1掌骨之间的骨质增生、关节间隙变窄、软骨下骨硬化、腕掌关节脱位或半脱位。

四、局部解剖

第1腕掌关节由大多角骨远端与第1掌骨基底部构成，两者形成一个鞍状的关节面，可做屈伸、收展、环转等多个方向的运动。该关节包含5组韧带，其中2组为囊外韧带，即尺侧韧带（位于前斜韧带尺侧）、第1掌骨间韧带（位于第1掌骨与第2掌骨的间隙），以及3组囊内韧带，即后斜韧带（位于关节囊背侧）、桡背韧带（位于关节囊桡侧拇长展肌腱止点后方）、前斜韧带（位于关节掌侧）。

五、特色治疗技术

注射疗法操作技术

1.体位：患者取仰卧位，伸直手掌，桡侧朝上垂直于床面放置，腕下垫一薄枕。

2.定点：术者另一手牵拉患侧拇指处于背伸状态，于鼻烟窝顶点（第1掌骨基底部）处进针。

3.常规消毒，铺巾。

4.注射器型号及药物配比：2ml注射器（6号针头），复方倍他米松注射液0.5ml+0.5%利多卡因0.5ml。

5.定向：针尖与大多角骨呈45°角进针。

6.操作技法：操作中，术者使针尖抵达骨面后，回退1mm左右，回抽无血后，缓慢注射配伍药液，移出注射器，按压注射点，术毕贴无菌敷贴。

【经验纪要】

a.桡动脉从鼻烟窝的底部穿过，注射前需确定回抽无血后方可注射药液，防止针尖误入桡动脉。

b.因骨质增生的存在,故穿刺过程中如遇硬性阻挡时,术者应拔出穿刺针,重新定位。在穿刺过程中拇指的背伸牵拉动作可扩大关节间隙,以利于进针。

c.在穿刺过程中,如遇困难,术者可在周围软组织处先行浅层局部麻醉。

d.注射治疗一般2周一次,一个疗程内不超过3次。

e.注射药液后,术者可予绷带或夹板适当地固定拇指,嘱患者避免反复的抓握动作。

第三节 腕管综合征

一、概述

腕管综合征是最常见的周围神经卡压综合征,主要表现为正中神经支配区域的感觉异常。病情的严重程度与神经受压的程度和时间有关,严重者最终可出现拇指外展和对掌功能的丧失及大鱼际的萎缩、无力。本病的发病率约为5%,不同年龄均可发病,患者以中老年女性常见。临床注意与神经根型颈椎病、胸廓出口综合征、旋前圆肌综合征、末梢神经炎等相鉴别。

二、症状

常见的症状主要为拇指、食指、中指及环指半侧麻木,手部无力,大鱼际处的感觉减退或肌肉萎缩。部分患者夜间麻木较重,改变姿势后可稍缓解,过度活动后也可引起麻木加重,部分患者前臂可出现放射状麻木。

患者的自诉症状有:

"我除了小手指,其他手指都麻麻的。"

"我每次骑电动车时,手部麻木很明显。"

"我晚上睡觉时,经常因手部麻木而醒。"

"我的手没有力气,经常拿不住东西。"

三、查体及特殊检查

(一)查体

1.患者3指半(桡侧)皮肤感觉减退或鱼际肌萎缩。

2.Tinel征(连续叩击腕横韧带处)及Phalen征(极度掌屈腕关节,保持30~60秒)阳性。

(二)特殊检查

1.本神经电生理检查,大多数患者可见神经传导速度异常。

2.腕部MRI检查,部分患者见正中神经在腕管内受压、肿胀等,注意排除腕管内占位等疾病。

四、局部解剖

腕管由桡侧、尺侧、背侧的三面骨性结构和掌侧面的腕横韧带构成,其中包括拇长屈肌腱和其余4指的深浅屈肌腱及正中神经。在腕管内,尺侧到桡侧分别有尺侧囊和桡侧囊,尺侧囊为指浅深屈肌总腱鞘,包裹指浅深屈肌腱;桡侧囊为拇长屈肌腱鞘,包裹拇长屈肌腱。腕横韧带附着于豌豆骨、舟状骨、钩状骨及大多角骨,近端位于远侧腕横纹处,宽度大约相当于拇指的宽度。

五、特色治疗技术

(一)注射疗法操作技术

该法适用于酸胀、疼痛症状显著但麻木不重的患者。

1.体位:患者取仰卧位,手掌向上,腕下垫一薄枕,使腕关节处于背伸状态。

2.定点:于掌长肌腱和桡侧腕屈肌腱之间的近端腕横纹处进针。

3.常规消毒,铺巾。

4.注射器型号及药物配比:2 ml注射器(6号针头),复方倍他米松注射液0.5 ml+1%利多卡因0.5 ml。

5.定向:针尾向近端倾斜45°,针尖向远端进针,至腕横韧带下方。

6.操作技法:当针尖刺破腕横韧带后,手下会有明显的突破感;腕管内注射药物,一般不会有明显的阻力。

【经验纪要】

a.腕管内注射药物时,一般不建议加用局部麻醉药,否则患者会出现手指麻木症状加重,甚至短暂的丧失知觉情况,易与本病原发症状相混淆。

b.进针后,若患者出现明显的手指放射痛,说明可能刺入正中神经,需回退针刀重新穿刺。

c.避免腕关节及各手指反复活动,必要时可予腕关节支具固定。

d.治疗后2~3周可进行手指伸展功能训练。

(二)针刀疗法操作技术

1.体位:患者取仰卧位,手掌向上,腕下垫一薄枕,使腕关节处于背伸状态。

2.定点:于掌长肌腱尺侧缘延长线与腕横韧带相交处定点并标记。

3.常规消毒,铺巾。

4.定向:针刀垂直于皮肤进针,刀口线与肌腱走行方向平行。

5.操作技法:术者可用1%利多卡因对压痛点进行局部浸润麻醉,针刀刚刺入腕横韧带时手下会有一定的阻力感,刺透后会有明显的突破感,每个点位纵行剥离2~3刀,切开尺桡侧腕屈肌腱与腕横韧带之间粘连部分2~3 mm。针刀治疗结束后,患者可背伸腕关节2~3次,以牵拉腕横韧带,进而达到彻底松解的目的。

【经验纪要】

a.该法适用于麻木症状较重的患者。

b.针刀操作需贴着尺桡侧腕屈肌腱内侧缘进行,否则易损伤2条肌腱外侧缘的血管和神经。

c.针刀治疗结束后,可对2条屈肌腱行手法弹拨治疗,以进一步松解其与腕横韧带之间的粘连。

d.部分患者亦可在正中神经叩击阳性点进行针刀松解。进针时,若患者出现手指放电感,术者应立即回退针刀,重新调整位置。

e.2次针刀治疗间隔7~10天。

第四节　腕背侧腱鞘囊肿

一、概述

腕背侧腱鞘囊肿主要为手背侧滑膜液异常积聚而致,故本病又被称为滑液囊肿,占手部腱鞘囊肿的60%~70%。本病以女性多见,囊肿内液体一般呈微白色或透明色的黏稠胶冻状,以单房性囊肿多见。发病与舟月韧带的松弛有关,是一种退化性囊肿。

二、症状

大部分患者的主诉症状为手腕背侧有无痛性包块,少部分患者因包块巨大可能压迫桡神经浅支而引起相应区域的感觉障碍和功能受限。

患者的自诉症状有:

"我的手背长了个包块,有好几年了,最近好像长大了。"

"我最近几个月打字比较多,手背长了个包块。"

三、查体及特殊检查

(一)查体

手腕背侧可触及一活动度可但有波动感的囊性包块,一般无明显压痛。

（二）特殊检查

可行局部包块彩超或MRI检查以明确诊断。

四、局部解剖

腕背侧的腱鞘囊肿一般由囊壁、蒂部及囊液构成，其蒂部大多位于舟月韧带退变区域的关节囊处，也可见于头状骨处，囊内存在淡黄色或无色透明的浓稠冻状物体。

五、特色治疗技术

注射疗法操作技术

1.体位：患者取仰卧位，掌心向下，腕下垫一毛巾卷，使腕关节处于屈曲30°～45°。

2.定点：于囊肿远端基底部标记并定点。

3.常规消毒，铺巾。

4.注射器型号及药物配比：5ml注射器（12号针头），复方倍他米松注射液0.2ml+0.5%利多卡因0.3ml。

5.定向：注射器与皮肤平行，从远端向近端进针至囊肿中心部位。

6.操作技法：术者用力抽吸囊腔内容物，如囊肿为多房性，需逐个刺破囊肿间隔，抽吸液体，直至局部凸起变平；抽吸完毕后，固定针头，更换注射器，用生理盐水冲洗囊腔，并吸净冲洗液；继续保持针头在囊内，注入上述配伍药物，局部予加压包扎。

【经验纪要】

a.本病治疗成功及降低复发率的关键在于囊液是否被抽吸干净及局部是否进行了加压包扎。

b.若囊腔内容物难以被抽吸干净，可配合针刀在囊肿基底部进行穿刺，使用纱布在刀口四周挤压、放液。

c.针体角度不可过于倾斜向下，防止损伤舟月关节。

d.注射治疗后，可每日数次于囊肿处加压按摩，坚持7～10天。

e.告知患者本病易复发的特点,必要时选择手术治疗。

第五节　屈指肌腱狭窄性腱鞘炎

一、概述

屈指肌腱狭窄性腱鞘炎,又称"弹响指""扳机指",是由肌腱与腱鞘过度摩擦引起的无菌性炎症导致腱鞘的增生、肥厚及狭窄。本病常见于拇指、中指、示指及环指。中老年妇女及手工劳动者多发本病,也可见于儿童,主要是与籽骨肥大或韧带肥厚等先天性因素有关,故又被称为"先天性狭窄性腱鞘炎"。

二、症状

常见的症状主要为掌指关节处疼痛及手指屈伸活动受限,晨起时及受凉后症状较重。儿童屈肌腱鞘炎主要表现为手指屈曲畸形、活动受限及被动伸直时出现弹响,一般无剧烈的疼痛症状。

患者的自诉症状有:

"我的手指伸不直了,早上起来更加明显。"

"我这里(指着掌侧指骨的基底部)疼得厉害,按上去更疼。"

三、查体及特殊检查

(一)查体

掌指关节掌侧面压痛明显,被动伸直手指时疼痛加重,掌指关节附近可触及约米粒大小的结节,且该结节可随手指屈伸活动而上下滑动。

(二)特殊检查

本病无须特殊检查。

四、局部解剖

拇指,拇指的指根横纹与掌指关节相对,第1掌骨头掌面两侧有2个籽骨,表明覆盖横韧带,拇长屈肌腱从中通过,当该骨纤维管道狭窄时可产生拇长屈肌狭窄性腱鞘炎。2～4指,2～4指的掌远横纹与2～4掌骨头相对,是屈肌腱鞘的起始部位。自掌骨头至屈肌止点形成屈指肌腱鞘,背面为骨性结构。该处腱鞘狭窄时,可产生指屈肌狭窄性腱鞘炎。

五、特色治疗技术

(一)注射疗法操作技术

1.体位:患者取仰卧位,手掌向上。

2.定点:拇指,于指根横纹正中硬结压痛处定点;2～4指,于掌远横纹桡侧缘与掌近横纹尺侧缘连线上硬结压痛处定点。

3.常规消毒,铺巾。

4.注射器型号及药物配比:2 ml注射器(6号针头),复方倍他米松注射液0.2 ml+1%利多卡因0.3 ml。

5.定向:针尖垂直于结节处进针。

6.操作技法:当针尖刺入肌腱时,手下会有橡皮样阻力感,回退少许使针尖位于腱鞘内,回抽无血后,注入配伍药液。

【经验纪要】

注射疗法主要适用于疼痛明显但无明显弹响、卡压的患者;若注射过程中术者感觉阻力较大,说明可能误入肌腱内,应调整方向和深度后再注射。避免手指过度反复活动。

(二)针刀疗法操作技术

1.体位:患者取仰卧位,手掌向上。

2.定点:拇指,于指根横纹正中硬结压痛处定点;2～4指,于掌远横纹与掌近横纹之间压痛点处定点。

3.常规消毒,铺巾。

4.定向:针刀垂直于结节处进针,刀口线与肌腱走行方向平行。

5.操作技法:术者于定点处垂直快速进针至皮下,缓慢探索进针,当手下出现落空感时,说明针刀已进入腱鞘。此时若缓慢继续进针,针尖可触及坚韧组织,表明已达肌腱表面,在此时轻退针刀至腱鞘表面,纵向切割腱鞘4~5下,手下有松动感时,退针至皮下,嘱患者屈伸患指,观察屈伸障碍是否被解除。如有必要,再行纵向切割数次,至腱鞘完全被松解。

【经验纪要】

a.在针刀切割数次后,术者提起刀锋至皮下,让患者做屈伸手指的动作,检查硬结及弹响改善的情况。若弹响已得到明显改善,但未完全消失时,不必强求一定要完全消失。

b.部分患者1周后复查可痊愈,若复查仍有弹响可再次行针刀治疗。

c.手术全过程须保持刀口与肌腱走行方向一致,避免伤及肌腱。

第六节　腕三角软骨盘损伤

一、概述

腕三角软骨盘损伤,是指由腕关节突然遭受过度扭转或长期劳损而引起的腕尺关节部位出现三角软骨损伤的一类疾病。

二、症状

常见的症状主要为腕尺关节背侧疼痛,旋转腕关节时疼痛加重。

患者的自诉症状有:

"我这里(指着腕尺关节背侧)疼得厉害,有时会响,还会卡住。"

"我用手撑着站起来时这里(指着腕尺关节背侧)疼得厉害。"

三、查体及特殊检查

(一)查体

1.腕尺关节背侧(阳池穴附近)压痛明显。

2.软骨板挤压试验阳性:患者握拳尺偏,旋转腕关节时,疼痛加重,可伴弹响。

(二)特殊检查

腕关节MRI可见三角软骨损伤的表现。

四、局部解剖

腕关节三角软骨,位于腕尺关节面之间,因形似等腰三角形而得名。顶端为尺骨茎突深面,与尺侧副韧带相连,基底部为桡骨远端的尺切迹,掌背侧与滑膜相连。腕尺关节体表投影:掌心向下,从腕关节中点至尺骨茎突,约占腕关节长度的1/3。

五、特色治疗技术

注射疗法操作技术

1.体位:患者掌心向下,平放于操作台上。

2.定点:于尺骨茎突远端局部压痛处定点。

3.常规消毒,铺巾。

4.注射器型号及药物配比:2 ml注射器(6号针头),复方倍他米松注射液0.2 ml+1%利多卡因0.3 ml。

5.定向:针尖垂直于前臂长轴方向进针,向着桡骨的方向横向前进。

6.操作技法:当针尖穿过尺侧副韧带时,术者手下会有落空感,提示此时针尖已抵达关节腔,回抽无血后,注入配伍药液,术后贴无菌敷贴。

【经验纪要】

注射疗法主要适用于腕关节慢性劳损的患者;部分患者因关节间隙较窄而存在穿刺困难时,术者可让助手适度牵拉患者手指,于腕关节牵引状态下,穿刺并注射药液。若针尖位于关节腔内,注射一般无明显阻力,若阻力过大切勿强行注射药液,可调整针刀方向或调整进针深度后注射。注射后,建议患者腕部休息1~2周,避免腕关节过度活动。

第七节　指间关节骨关节炎

一、概述

指间关节骨关节炎,是指单个或多个手指小关节的退行性改变,以关节疼痛、变形和活动受限为特点。发病与年龄、遗传及外伤有关。发生在远端指间关节的称为Heberden结节,发生在近端指间关节的称为Bouchard结节。

二、症状

患者一般以指间关节疼痛、肿胀前来就诊,有晨僵的表现。

患者的自诉症状有:

"我的这个指节疼痛,指节比其他的大且不能弯曲,是不是得了风湿?"

"我的手握拳握不紧,还有点僵硬,其他没什么特别的感觉。"

三、查体及特殊检查

(一)查体

患者指间关节压痛,常伴有肿胀,晚期可出现关节畸形与强直。

（二）特殊检查

X线可见指间关节周围骨赘形成、关节下骨硬化、关节间隙狭窄。

四、局部解剖

指骨包括近节指骨、中节指骨和远节指骨。每节指骨的近端为指骨底，中间部为指骨体，指骨间关节由上一节指骨滑车与下一节指骨底构成，共9个，即由各指相邻两节指骨的底和滑车构成，是典型的滑车关节。指神经、血管分布于指骨两侧上下缘，平行于指骨走行，所以手指侧面正中线为针刀等操作的安全部位。

五、特色治疗技术

（一）注射疗法操作技术

1.体位：手背向上，手下垫一薄枕。

2.定点：于指间关节间隙处定点。

3.常规消毒，铺巾。

4.注射器型号及药物配比：1ml注射器，复方倍他米松注射液0.15ml+1%利多卡因0.15ml。

5.定向：垂直于指间关节间隙。

6.操作技法：针尖突破关节囊后，术者手下常有落空感，回抽无血后，注入配伍药液。

【经验纪要】

注射疗法一般应用于单关节的关节炎急性发作期；指间关节的间隙很小，只能注入少量的药液。如遇关节狭窄严重、注射阻力较大时，切不可强行推注药液。

（二）针刀疗法操作技术

1.体位：患者手背向上，手下垫一薄枕。

2.定点：于指间关节侧面正中尺侧和桡侧各定1点。

3.常规消毒,铺巾。

4.定向:针刀垂直于皮肤,刀口线平行于关节间隙。

5.操作技法:术者将刀锋于指间关节囊切割1～2刀,手下有松动感即可出针。

【经验纪要】

针刀定点需位于指间关节侧面正中,不可偏掌侧或背侧,防止损伤手部血管和神经。

第八节　腕尺管综合征

一、概述

腕尺管综合征,是指尺神经通过Guyon管(豌豆骨和钩状骨构成的骨纤维管道)时受到卡压而引起的以尺神经分布区域感觉、运动功能障碍为表现的一组临床综合征。本病发病主要与局部慢性劳损导致的骨赘形成、韧带肥厚相关。

二、症状

患者常见的症状主要为尺侧1个半手指的麻木、刺痛或无力感,小指及环指不能伸直,持物不稳。

患者的自诉症状有:

"我这两个手指(小指及环指)总是麻麻的,感觉和另外一只手不一样。"

"我的手伸不直,有时还抓不住东西。"

三、查体及特殊检查

(一)查体

1.腕尺管处 Tinel 征阳性。

2.部分病程较长的患者可见"爪形手"畸形、小鱼际肌及骨间肌萎缩,夹纸试验阳性。

(二)特殊检查

神经电生理检查可明确神经受压的部位。

四、局部解剖

腕尺管由豌豆骨近侧缘、腕掌侧韧带和腕横韧带构成,止于钩骨钩远端的部分。腕尺管顶由腕前韧带、掌短肌组成,底由小鱼际肌及屈肌支持带组成,外壁由屈肌支持带、钩骨钩组成,内壁由小鱼际筋膜远端及豌豆骨组成。腕尺管中有尺神经和尺动脉穿行,尺神经位于尺侧腕屈肌腱下方,其桡侧为尺动脉。

五、特色治疗技术

(一)注射疗法操作技术

1.体位:患者取仰卧位,手掌向上,腕下垫一薄枕。

2.定点:术者在腕横纹与尺侧腕屈肌腱交点偏尺侧处进针。

3.常规消毒,铺巾。

4.注射器型号及药物配比:2 ml 注射器(6号针头),复方倍他米松注射液 0.3 ml+1%利多卡因 0.2 ml。

5.定向:针尾向近端倾斜45°,针尖朝向远端进针,进针至腕掌侧韧带下方。

6.操作技法:当针尖刺破腕掌侧韧带后,术者手下会有明显的突破感,回抽无血后,于腕尺管内注射药液,一般不会有明显的阻力。

【经验纪要】

a.腕尺管中尺神经与尺动脉伴行,一定要回抽无血(确保没有误入尺动脉)后,才可注入药液。

b.建议患者腕关节休息1～2周,必要时可予腕关节支具固定。

(二)针刀疗法操作技术

1.体位:患者取仰卧位,手掌向上,腕下垫一薄枕,使腕关节处于背伸状态。

2.定点:

(1)豌豆骨(腕远端横纹桡侧端的骨性凸起)桡侧缘和远侧缘,松解腕掌侧韧带和小指短屈肌豌豆骨附着处。

(2)钩状骨(第4掌骨基底部的尺侧为钩状骨的远端)尺侧缘,松解腕掌侧韧带和小指屈肌钩骨附着点。

3.常规消毒,铺巾。

4.定向:针刀垂直于皮肤,刀口线平行于上肢纵轴。

5.操作技法:刀锋直达豌豆骨和钩状骨相应位置的骨面,纵疏横剥松解腕掌侧韧带和小指短屈肌腱,每个点切割2～3刀,手下有松动感即可出针。

【经验纪要】

针刀操作时,注意需沿骨缘进行松解,防止损伤尺动脉。

第七章 背部疾病

第一节 胸背肌筋膜炎

一、概述

本病多因胸背部劳损、外伤或感受风寒湿邪所致,表现为背部酸痛、沉重,病程不一,很多患者病程长达数年或数十年。本病曾被统称为肩背痛、背痛或背部筋伤。

二、症状

疼痛多位于背部或肩背部,疼痛以酸胀、钝痛、锐痛为主,轻重不等。少数患者疼痛剧烈,难以忍受,伴有重物压迫感,可牵涉颈项部,阴雨天或受凉后症状尤为明显。患侧上肢被动向前上方上举时,可引起疼痛加重。

患者的自诉症状有:

"我的背部酸胀得厉害,什么姿势都不舒服。"

"我的背部像被泼了一盆冷水。"

"我的后背很沉重,像是石头压在上面。"

三、查体及特殊检查

(一)查体

背部肌肉紧张,局部有明显压痛点,病程长者可触及结节或条索,少数患者伴有皮肤苍白或充血。

(二)特殊检查

一般情况下,X线检查无异常,如治疗后疼痛未见缓解,应进一步检查,以排除其他器质性病变。

四、局部解剖

胸背部局部解剖较为复杂,本病涉及非单一肌肉或筋膜组织,肩背部浅层及深层的肌肉群都可能涉及。例如浅层,在项部及背上部有斜方肌,背下部有背阔肌,前方有肩胛提肌、菱形肌和上后锯肌;深层,以竖脊肌为代表,又称骶棘肌。

五、特色治疗技术

(一)针刺疗法操作技术

1.体位:患者取俯卧位或侧卧位。

2.选穴:选取阿是穴、夹脊穴。

3.操作技法:阿是穴进针通常以斜刺为主,达骨面后点刺数次后视不同部位继续保持斜刺或改为平刺;夹脊穴进针时注意向脊旁斜刺或者平刺0.5~0.8寸,针刺后,予红外线灯照射,结束后拔罐5min。

【经验纪要】

a.针刺疗法适用于症状较轻者。

b.针刺取穴时,可不拘泥于传统经络腧穴,首先"以痛为腧",其次应配合夹脊穴及所涉肌肉的起止点区域施针,可在肩胛区、棘突间、棘突旁、肋骨面上仔细寻找压痛点或有条索处,还可采用温针灸或配合艾灸盒治疗。

c.针刺过程中,避免患者变换体位;针刺后,观察患者有无胸闷等不适。

d.一般1日1次,5~7次为一个疗程。

(二)针刀疗法操作技术

1.体位:患者取俯卧位,胸口垫枕,两臂自然垂于两侧,充分暴露背部;如患者不能俯卧,可选择坐位,双手自然下垂。

2.定点:术者于患者胸背部做平滑式触诊,选取胸背部病变部位压痛点(扳机点)、条索处及其所属肌群的起止点定点。常见压痛点分别位于胸5、胸6、胸7棘突旁开3.5cm左右肋骨面上、肩胛骨内侧缘的肋骨面上、肩胛骨内上角、肩胛骨背面及冈上窝的中点等定点。

3.定向:垂直于骨面刺入。

4.常规消毒,铺巾。

5.操作技法:术者左手定点,右手进针,刀口线与肌纤维平行,针体与骨面垂直,直达骨面。术者确定针刀至骨面后,在骨面上对局部粘连组织疏通剥离,对明显硬结处进行通透剥离,一般2~3刀即可,压迫止血,术毕贴无菌敷贴。

【经验纪要】

a.针刀疗法适用于症状重或压痛点明显者。

b.在背部施术,对术者的要求较高,术者需探及骨性结构与压痛点方可施术,不能探及时不必勉强。

c.若痛点在肋骨面,针刀应垂直骨面刺入,有时针刀1次不能探及肋骨,可在浅位试探,直至探及肋骨方可切割剥离,不可深刺,亦不可滑入肋间隙。

d.若压痛点在脊椎棘突附着点,术者可直接刺入,手下有松动感即可出针。

e.若肩胛骨区压痛点暴露困难,术者可用一手向外侧推肩胛骨内侧缘,再寻找压痛点,切忌过度追求松解到位而进针较深,避免损伤神经、血管或胸膜等。

f.一般1周1次,1~3次为一个疗程。

(三)艾灸疗法操作技术

1.体位:患者取俯卧位。

2.定点:以颈6棘突水平线为上界、胸12棘突水平线为下界,两侧腋后线为两侧边界,重点选择压痛点部位施灸。

3.施术前准备:清洁患者局部皮肤。

4.操作技法:在施术部位放置木质艾灸盒 2～3 个,取每段长 2.5 cm 的清艾条并将两端点燃,置于艾灸盒的铁丝网上并固定,每个艾灸盒各放置 3 段清艾条,盖上艾灸盒顶端的木质盖子,温度以患者自觉温热为宜,一般施灸 30～60 min。

【经验纪要】

a.首选痛点部位施灸,如患者背部疼痛症状不明显,可沿督脉循行路线艾灸,以加强温阳散寒之功效。此外,还可配合中药膏摩疗法联合使用。

b.一般 2 日 1 次,7～10 次为一个疗程。

(四)综合疗法

针刺治疗可作为常规治疗贯穿于疗程的始终,在此基础上,如遇疼痛病程较长、病情迁延难愈或压痛点固定者,术者可采用针刀松解治疗;如患者局部冷痛明显、寒湿较重,术者可采用针刀或针刺联合艾灸治疗。临床上术者应根据患者的具体症状辨证施治。

第二节　胸椎小关节错缝

一、概述

胸椎小关节错缝,是指因姿势不正、异常受力等因素而致椎间小关节(胸椎后关节和肋椎关节等)发生移位,关节滑膜因负压吸引作用被嵌入错缝的关节腔而以疼痛、活动受限为主要表现的一类疾病。病程日久者有胸闷、心悸等临床症状。

二、症状

疼痛多出现在患者扭转、闪挫、过度用力或遭受外力冲击后,部位多为一侧胸背部。急性期患者疼痛难忍,活动受限,被动体位,咳嗽或轻微活动会引起疼痛加剧;慢性期患者因错缝而影响脊神经分支和交感神经支,除不适外,还伴有胸闷、心悸等症状。

患者的自诉症状有:

"我弯腰搬桌子的时候,突然感觉后背'咔'的一声,后背就直不起来了。"

"我打了个喷嚏,现在不能低头活动了。"

"我低头工作了半天,起身时突然感到后背疼痛,现在什么动作都做不了。"

三、查体及特殊检查

(一)查体

背部肌肉紧张甚至僵硬,胸椎后关节及肋椎关节局部压痛明显,病程长者可触及结节或条索,咳嗽或深呼吸时疼痛可加重,胸背部屈伸、旋转等活动受限。

(二)特殊检查

一般情况下,进行X线检查,以排除器质性病变。

四、局部解剖

胸椎后关节:由上下两椎体后方的上下关节突构成,其上关节突的关节面朝后面偏上外,下关节突的关节面朝前面偏下内。病变时,椎间关节常发生轻度的解剖位置变化。

肋椎关节:由肋骨小头和肋结节与胸椎侧后方的肋及横突构成。该关节紊乱是因两骨间发生解剖位置上的轻微变化所致,两椎体的后关节并无改变。

五、特色治疗技术

(一)手法正骨操作技法

1.体位:患者取坐位。

2.操作技法:患者双手十指交叉扣于枕后部,医生站立于患者身后,双手绕过患者上臂,握住患者前臂,以胸部抵于患者胸椎。复位时,嘱患者深吸气,然后自然吐出,在其呼气末时医生双臂发力,做一个向上端提的动作。此时,如听到清脆的关节归位声,提示手法成功。

【经验纪要】

a.手法复位方法较多,不在此一一赘述。

b.手法操作前,必须诊断明确。有骨折、结核、肿瘤或严重骨质疏松症者不宜使用此法。

c.操作时,需定位准确,医生应配合患者的呼吸运动进行手法复位,力求稳、准、快,不可一味地追求听到关节归位声。若一次复位未成功可再次复位,但不可频繁操作。

(二)针刀疗法操作技术

1.体位:患者取俯卧位,胸部垫一薄枕,充分暴露背部。

2.定点:选取病变节段椎体小关节压痛点或有条索处定点。

3.定向:垂直病变关节骨面刺入。

4.常规消毒,铺巾。

5.操作技法:术者左手定点,右手持针,在肌纤维平行处进针,与后背呈90°角刺入。在刺入过程中,术者应使针刀尽可能到达小关节骨面,切开关节囊后,可沿关节上下缘紧贴骨面切割疏通,手下有松动感即可出针,然后压迫止血,术毕贴无菌敷贴。

【经验纪要】

a.针刀松解尽量在骨面上操作,若在胸椎小关节处进针,一定要避免针刀刺入过深,避免伤及脊神经根或刺入纵隔内。

b.针刀松解后可配合手法治疗。

c.一般1周1次,1~3次为一个疗程。

第三节　肋软骨炎

一、概述

肋软骨炎,是指发生在肋软骨部位,以局部疼痛表现为主的一种非特异性炎症疾病。本病病因不明,与受凉或外伤劳累相关,多发生于肋骨与肋软骨或胸骨与肋软骨交界部位,以一侧2~4肋软骨多见,也可见于双侧。本病病程较长,可持续数周或数月,有时症状反复出现。

二、症状

多数患者主诉胸侧壁或肋弓部位疼痛,压痛点多固定,以胀痛、钝痛多见,深呼吸、咳嗽、翻身或侧卧受压时疼痛加重,休息或制动时疼痛缓解。

患者的自诉症状有:

"我打喷嚏或用力咳嗽时胸骨旁会疼痛难忍。"

"我不能朝这边睡,一压到这个位置就痛得厉害。"

"我肋骨上像是有东西一直在那摩擦,难受得很。"

三、查体及特殊检查

(一)查体

肋骨与肋软骨交界处或胸骨与肋软骨交界处局部压痛明显,病程长者可触及局部肿胀膨大。

(二)特殊检查

一般情况下行X线检查,可以排除其他器质性病变。

四、局部解剖

肋软骨共12对,第1～7肋的肋软骨直接与胸骨相连,第8～10肋的肋软骨由结缔组织连接于上位肋软骨上,第11、12肋软骨的前端尖锐游离。

五、特色治疗技术

(一)围刺法操作技术

1.体位:患者取仰卧位或健侧卧位。

2.选穴:选取阿是穴。

3.操作技法:术者在阿是穴局部进行围刺,留针20min,用红外线灯照射,期间行针1次,结束后拔罐5min。

【经验纪要】

a.围刺法适用于早期或症状较轻者。

b.围刺法以阿是穴为中心操作,针尖以到达肋软骨面为佳,但不可过分强求深度。

c.针刺过程中,严禁患者变换体位。

d.一般1日1次,5～7次为一个疗程。

(二)针刀疗法操作技术

适用于晚期或症状较重者。

1.体位:患者取仰卧位或健侧卧位。

2.定点:选取病变肋软骨局部压痛点定点。

3.定向:垂直病变肋骨骨面刺入。

4.常规消毒,铺巾。

5.操作技法:术者左手定点,右手持针,垂直软骨面徐徐刺入针刀至软骨面,紧贴软骨面切割、疏通,手下有松动感时即可出针。

【经验纪要】

a.操作前,术者需熟悉肋骨走向等解剖知识。

b.松解时,针刀应垂直骨面刺入,若针刀1次不能探及肋骨,可先在浅位试探,直至探及肋骨方可切割剥离,不可深刺或滑入肋间隙,避免损伤血管或胸膜。

c.一般1周1次,1~3次为一个疗程。

第四节　肋间神经疼痛综合征

一、概述

肋间神经疼痛综合征,是指肋间神经因不同原因损害而产生的一种胸部肋间或腹部呈带状区疼痛的综合征,常由胸椎、肋骨及附属组织退变、外伤、劳损或感染等病变刺激或压迫引起。本病分为原发性和继发性两类,其中以继发性多见。

二、症状

典型症状是由后向前,从胸椎沿相应的肋间至胸骨呈半环形的放射性疼痛;下胸椎节段的肋间神经可由背部向腹部呈带状区放射;以单侧多见,疼痛性质多为刺痛或灼痛,呈持续性或阵发性,深呼吸、咳嗽时明显加剧。带状疱疹往往遗留肋间神经痛的症状。

患者的自诉症状有:

"我感觉后背疼痛,而且顺着肋骨一直传到前胸,就像过电一样。"

"我这边肋骨痛,就像针刺一样痛,一咳嗽就加重。"

三、查体及特殊检查

(一)查体

患处胸椎棘突旁、肋间隙、胸骨旁、腋下或腹壁可有压痛,常伴肋间放射痛;如为根性疼痛,屈颈或压颈试验阳性;受累神经的分布区内常有感觉减退,病程长者有肌肉萎缩等体征。

(二)特殊检查

一般情况下,X线、心电图、心脏彩超等检查可排除其他病变。

四、局部解剖

肋间神经由胸神经前支形成,位于肋间隙中,每侧各11条,穿肋间内肌前行,在胸腹壁侧面发出外侧皮支,穿肌浅出,分布于胸腹侧壁的皮肤。

五、特色治疗技术

(一)围刺+艾灸疗法操作技术

1.体位:患者取仰卧位或侧卧位,充分暴露患处。

2.选穴:选取阿是穴。

3.操作技法:在阿是穴局部围刺,留针20min,在施针部位艾灸,取每段长2.5cm的清艾条并将两端点燃,置于艾灸盒的铁丝网上并固定,艾灸盒内放置3段清艾条,温度以患者自觉温热感为宜,一般施灸30~60min。

【经验纪要】

a.施灸时避免烫伤。

b.一般1日1次,5~7次为一个疗程。

(二)梅花针扣刺+放血疗法+艾灸疗法操作技术

1.体位:患者取侧卧位,充分暴露患处。

2.定点:以痛为腧。

3.常规消毒。

4.操作技法:用梅花针对选定区域做由轻至重的叩刺,直至局部皮肤明显发红,至轻微出血,拔罐放血,留罐5~10min。艾灸治疗同前所述。

【经验纪要】

a.梅花针叩刺力度不宜过重,以局部少量出血为宜。

b.一般隔日治疗1次,5次为一个疗程。

(三)针刀疗法操作技术

1.体位:患者取俯卧位或侧卧位。

2.定点:一般取患侧胸椎棘突下缘旁开0.5寸处,肋骨或胸骨旁局部压痛最明显处。

3.定向:棘突旁进针点,垂直人体纵轴方向刺入;肋间局部痛点,垂直肋骨方向刺入。

4.常规消毒,铺巾。

5.操作技法:术者左手定点,右手持针。从棘突旁进针时,针刀达到椎体骨面即可;从肋间痛点处进针时,到达肋骨面即可,紧贴骨面切割、疏通3~5刀,手下有松动感即可出针。

【经验纪要】

a.在进行棘突旁针刀松解时,将针刀尽可能刺至骨面,松解过程中如患者有顺肋间传导的放射感,可将针刀稍回退后再进行松解。

b.肋间松解需注意在肋骨面寻找疼痛最明显处操作,不可滑入肋间隙,防止刺伤胸膜。

c.一般1周1次,1~3次为一个疗程。

第五节　胸锁关节炎

一、概述

胸锁关节炎,是指因外伤、劳损等导致胸锁关节出现的无菌性炎症,主要症状表现为疼痛、肿胀、功能障碍。流行病学调查显示,60岁以上人群中50%存在中重度的胸锁关节改变。

二、症状

患者的主要症状为胸锁关节部位疼痛、肿胀、关节增大。

患者的自诉症状有：

"我胸前这个位置被撞伤后都几年了,现在仍然感觉疼痛。"

"我向右侧睡觉时,胸前这个位置疼痛,影响入睡。"

"我的这块骨头疼(胸前),而且感觉变大了。"

三、查体及特殊检查

(一)查体

1.胸锁关节局部肿胀、压痛。

2.锁骨近侧末端常出现关节增大,被动内收上肢可诱发胸锁关节疼痛。

(二)特殊检查

X线或CT检查可无明显异常或出现胸锁关节面毛糙、骨质硬化、关节间隙变窄等。

四、局部解剖

胸锁关节是上肢与躯干之间联结的多轴关节。由锁骨的胸骨端关节面和胸骨柄的锁骨切迹组成。关节囊坚韧,周围还有韧带加固。关节面形似鞍状,因有关节盘,故改变成为球窝状关节,有3个运动轴,可绕矢状轴作上下运动(如耸肩动作)、绕垂直轴作前后运动(如含胸、扩胸运动)、绕额状轴作回旋运动(如肩部前后绕环运动)。

五、特色治疗技术

(一)针刀疗法操作技术

1.体位:患者取仰卧位,充分暴露胸锁关节。

2.定点:选取胸锁关节疼痛最明显处或前正中线偏外、近端锁骨中央处定点。

3.定向:垂直胸锁关节刺入。

4.常规消毒,铺巾。

5.操作技法:术者左手定点,右手持针,在针刀刺入过程中,尽可能到达胸锁关节骨面,切开关节囊后,可沿关节上下缘紧贴骨面切割、疏通,手下有松动感即可出针。

【经验纪要】

进行针刀松解治疗的关键在于准确地定位进针点,以刺入关节间隙为佳,不宜刺入过深,防止刺伤胸膜。一般1周1次,1～3周为一个疗程。

(二)注射疗法操作技术

1.体位:患者取仰卧位或坐位,充分暴露胸锁关节。

2.定点:选取胸锁关节疼痛最明显处或前正中线偏外、近端锁骨中央处定点。

3.定向:垂直胸锁关节刺入。

4.常规消毒,铺巾。

5.药物组成:1%盐酸利多卡因0.5ml+复方倍他米松注射液0.5ml。

6.操作技法:在定点位置进针,垂直胸骨刺入,针尖直至骨膜,稍回退,回抽无血后注射药液。

【经验纪要】

进行针刀松解治疗的关键在于准确地定位进针点,以刺入关节间隙为佳,不宜刺入过深,防止刺伤胸膜。一般1周1次,1～3周为一个疗程。

第六节 上后锯肌劳损

一、概述

上后锯肌劳损,是指因急慢性损伤而致上后锯肌的无菌性炎症,以背部疼痛为主要临床表现,部分患者出现上肢活动受限,甚至呼吸不畅等症状。

二、症状

患者的症状主要表现为背痛,范围多在胸椎至肩胛骨之间,以肩胛骨内侧缘及肋骨面为重;可伴有上肢活动受限,少数患者有呼吸不畅。

患者的自诉症状有:

"我肩胛骨内侧那个部位痛,感觉位置很深,已经很多年了。"

"我这边胳膊每次提重东西时都感觉到后背疼痛。"

三、查体及特殊检查

(一)查体

1.患者肩胛骨内缘、内侧缘的肋骨面处压痛,部分患者可触及条索。

2.患侧上肢前屈内收或外旋位时,可诱发疼痛。

(二)特殊检查

一般需行X线检查,以排除器质性病变。

四、局部解剖

上后锯肌起于颈6～胸2的棘突,止于第2～5肋骨外侧面,并覆盖竖脊肌,完全被菱形肌覆盖,可内收内旋并上提肩胛骨,使之接近脊柱中线。

五、特色治疗技术

(一)针灸疗法操作技术

1.体位:患者取俯卧位或侧卧位。

2.选穴:第2~5肋骨外侧面阿是穴。

3.操作技法:术者在阿是穴局部平刺,达肋骨面后点刺,点刺数次后改为平刺,予红外线灯照射,结束后拔罐5min。

【经验纪要】

a.针灸疗法适用于症状较轻者。

b.针刺时,针体与皮肤呈15°角刺入,针尖须到达肋骨面上,留针后保持针身与皮肤平行。

c.针刺治疗过程中,患者不可变换体位。

d.一般1日1次,5~7次为一个疗程。

(二)针刀疗法操作技术

1.体位:患者取俯卧位,胸下垫枕,双臂自然下垂,充分暴露肩胛骨内侧区域。

2.定点:以痛为腧;选取颈6~胸2棘突旁、肩胛骨内侧缘与肋骨交叉部压痛点、第2~5肋骨外侧面压痛点定点。

3.定向:

(1)棘突旁痛点:针刀与皮肤呈15°角刺入。

(2)肋骨面痛点:垂直肋骨面刺入。

4.常规消毒,铺巾。

5.操作技法:术者左手定点,右手持针,缓慢刺入,在棘旁松解至棘突的侧面,肋骨面松解时紧贴肩胛骨内侧缘至肋骨面,针刀在肋骨骨面切割、疏通,手下有松动感即可出针。

【经验纪要】

a. 针刀疗法适用于症状较重者。

b. 针刀操作前,患者应尽可能暴露肩胛骨与脊柱间部位,疗效的关键在于准确定位上后锯肌的起止点。

c. 松解不宜过深,不可滑入肋间隙,防止刺伤胸膜。

d. 一般 1 周 1 次,1～3 周为一个疗程。

第七节　下后锯肌劳损

一、概述

下后锯肌劳损是临床较常见的一种运动源性胸背部疾病,常因剧烈运动、突然转身、受寒或长期劳损等诱发。新伤者表现为胸背下部明显疼痛,翻身受限,甚至出现强迫性气短、脊柱侧弯;日久因损伤处粘连而表现为慢性疼痛,迁延难愈。

二、症状

主要症状表现为胸背下部或下段肋骨外侧疼痛,卧床翻身受限,病程长者可有强迫性气短、脊柱侧弯等。

患者的自诉症状有:

"我下肋部那个位置疼得厉害,都不敢深呼吸。"

三、查体及特殊检查

(一)查体

患者第 9～12 肋骨外侧面压痛明显,胸 11～腰 2 棘突至第 9～12 肋骨背侧面区域可触及压痛,常位于下后锯肌 4 条肌束带上;患者呼气时疼痛可加重。

(二)特殊检查

一般需行X线检查,以排除其他器质性病变。

四、局部解剖

下后锯肌起于胸11～腰2的棘突,斜向外上,止于下4个肋骨的外侧面,在背阔肌的深面、竖脊肌的浅面;主要使肋骨下降以帮助呼气。

五、特色治疗技术

(一)针灸疗法操作技术

1.体位:患者取俯卧位。

2.选穴:选取第9～12肋骨后侧面阿是穴。

3.操作技法:在阿是穴垂直于肋骨进针,达肋骨面后点刺,点刺数次后改为平刺,用红外线灯照射,取针后拔罐5min。

【经验纪要】

a.针灸疗法适用于症状较轻者。

b.操作时,需垂直于肋骨进行试探性进针,若达不到骨面也不可勉强。

c.一般1日1次,5～7次为一个疗程。

(二)针刀疗法操作技术

1.体位:患者取俯卧位,胸部垫枕,双臂自然下垂,充分暴露。

2.定点:以痛为腧;选取常见痛点,起点为胸11～腰2棘突外侧面,止点为第9～12肋骨后侧面压痛点定点。

3.定向:

(1)棘旁痛点:垂直皮肤刺入。

(2)肋骨面痛点:垂直肋骨面刺入。

4.常规消毒,铺巾。

5.操作技法:术者左手定点,右手持针,在针刀刺入过程中,棘旁松解至棘突的侧面;肋骨外侧松解至肋骨骨面,紧贴骨面切割、疏通,手下有松动感即可出针。

【经验纪要】

a.针刀疗法适用于症状较重者。

b.松解的要点在于肌肉的起止点,尤以止点为要,刀刃须在肋骨面和肋骨下缘的骨面以上活动,不可滑入肋间隙,防止刺伤胸膜、血管及神经。

c.一般1周1次,1～3周为一个疗程。

第八节　腹外斜肌损伤

一、概述

腹外斜肌损伤,是指因急性损伤导致腹外斜肌纤维或腱膜撕裂、出血、水肿,或因慢性劳损导致的粘连、瘢痕、挛缩导致的一类有特有症状和体征的疾病。腹外斜肌损伤主要表现在起止点部位的疼痛或肿胀,患者多表现为身体侧屈、腰腹部旋转受限等。大部分患者被笼统地诊断为胁肋部疼痛或腰肌劳损而未得到恰当的治疗。

二、症状

患者多有腰部屈曲状态下脊柱旋转损伤史,主诉腹部至胸部疼痛,部分患者可有腹股沟疼痛、睾丸疼痛等。

患者的自诉症状有:

"我上次弯腰搬大米转身的时候,突然出现右侧腰部和肋部疼痛,现在扭腰就痛得厉害。"

三、查体及特殊检查

(一)查体

腹外斜肌起止点压痛阳性。急性损伤时,在腹外斜肌起点和止点髂嵴前部可有肿胀;双侧同时损伤时,腰前凸加大;单侧损伤时,腰部呈侧屈后伸姿势,腰部屈曲旋转活动受限或疼痛加重。

(二)特殊检查

一般情况下,影像学检查多无异常。

四、局部解剖

腹斜肌包括腹外斜肌和腹内斜肌,位于腹部侧面和前面。腹外斜肌位于下腹外侧部,属腹部浅层肌。腹外斜肌以锯齿状起自下位第8肋外面,其上部及中部肌纤维以斜插兜的方向由外上斜向内下,达腹直肌外缘附近移行成腱膜,经腹直肌前面至正中白线与对侧同肌会合。肌后缘游离。后部肌纤维垂直向下,止于髂嵴前部外侧唇。腹外斜肌下部呈腱膜状,附着于髂前上棘与耻骨结节,并形成腹股沟韧带。腹内斜肌起于胸腰筋膜和髂嵴内侧缘,止于白线和下三肋。腹斜肌是人体最主要的轴向旋转肌,两者协同完成腰部的旋转动作。腹外斜肌收缩时,躯体转向对侧;腹内斜肌收缩时,躯体转向同侧。此外,腹斜肌还有保护内脏、维持腹压和使躯体屈曲的功能。腹外斜肌受第7~12肋间神经支配。

五、特色治疗技术

(一)针刀疗法操作技术

1.体位:患者取健侧卧位,健侧下肢伸直,患侧下肢屈髋、屈膝位。

2.定点:取腋后线、腋中线附近下8个肋骨面上的压痛点及髂嵴前部外侧唇的压痛点定点。

3.常规消毒,铺巾。

4.定向:针刀与皮肤垂直,刀口线和腹外斜肌纤维走向平行。

5.操作技法:针刀与肋骨面垂直刺入,深达肋骨面,纵疏横剥。髂嵴前部外侧唇压痛点,在髂骨嵴前部外唇骨面上纵行疏通2~3刀,再横行剥离2~3刀,术毕贴无菌敷贴。

【经验纪要】

胸部操作必须定位准确,针刀只能在肋骨面上或肋骨下缘紧贴骨面治疗,不可盲目操作,以免刺破胸膜,造成气胸,必要时可在超声引导下完成。在髂嵴前部操作时,针刀不可进入腹腔,针刀达髂嵴前部外侧唇骨面即可。

(二)注射疗法操作技术

1. 体位:患者取健侧卧位,健侧下肢伸直,患侧下肢呈屈髋、屈膝位。

2. 定点:取腋后线、腋中线附近下8个肋骨面上的压痛点及髂嵴前部外侧唇的压痛点定点。

3. 常规消毒,铺巾。

4. 操作技法:于标记点最明显处注入复方倍他米松0.5 ml+1%利多卡因2 ml+生理盐水2 ml混合液,术毕贴无菌敷贴。

【经验纪要】

注射疗法同针刀治疗一样,避免刺入胸腔,注射前需回抽,避免将药液注入血管内。

(三)针灸疗法操作技术

体位、定位同上,术者取阿是穴、天枢穴等,指切进针,使针尖达肋骨面或髂骨前部外侧唇。

【经验纪要】

肋部针灸注意避免刺入胸腔而致气胸,也可在得气后予合谷刺法,不留针。

第八章　腰 部 疾 病

第一节　腰椎间盘突出症

一、概述

腰椎间盘突出症,是指腰椎间盘发生退行性病变后,纤维环部分或全部破裂,髓核单独或者连同纤维环、软骨终板向外突出,刺激或压迫窦椎神经和神经根引起的以腰腿痛为主要症状的一类疾病。大多数腰椎间盘突出发生于腰4~腰5和腰5~骶1间隙。

二、症状

腰痛常为首发症状,多伴有下肢外侧或后侧放射痛、麻木等不适。症状多为一侧,咳嗽及用力大便时症状加重,少数患者出现双下肢症状或下肢无力感。部分严重者有马尾神经症状(如鞍区麻木),甚至大小便及勃起功能障碍等。高位椎间盘突出可引起股神经痛,可有腹股沟区或下肢前内侧疼痛。部分年轻患者可仅表现为高位髂嵴区、臀区上部和/或大腿疼痛。

患者的自诉症状有:

"我的腰和腿疼得厉害,根本无法翻身下床。"

"我的整个腿都是麻木的,感觉在冒凉风。"

"我咳嗽的时候,腿像过电一样。"

三、查体及特殊检查

（一）查体

1.大部分患者突出节段的棘突旁（或棘间）有压痛伴放射痛。

2.直腿抬高试验阳性或股神经牵拉试验阳性。

3.肌力及感觉：L4～L5突出压迫L5神经，踇长伸肌肌力减弱，小腿外侧浅感觉减退；L5～S1突出压迫S1神经，比目鱼肌、腓肠肌肌力减弱，小腿后侧浅感觉减退，跟腱反射减退或消失。

4.部分患者强迫体位，可伴脊柱侧弯、畸形。

（二）特殊检查

MRI或CT检查可见相应节段椎间盘突出、硬膜囊及神经根受压，推荐首选MRI检查。

四、特色治疗技术

（一）牵引疗法

牵引疗法是贯穿于治疗全程的基础疗法。腰椎牵引是腰椎间盘突出症患者常用的保守治疗手段之一。牵引治疗的原理：能增加椎间隙的宽度，从而减轻椎间盘压力；能使椎间孔扩大，减轻神经根的卡压；能改变突出物与神经根的解剖位置，分离神经周围粘连；纠正小关节紊乱，恢复腰椎的正常解剖关系。牵引分为电动牵引和床边牵引两类。

1.电动牵引：患者仰卧或俯卧于电动牵引床上，肋弓下与髂骨上同时捆绑牵引带，具体操作不在此赘述。

2.床边牵引：牵引前抬高床尾10～15 cm，并固定牵引滑轮，患者取仰卧或俯卧位，围上骨盆牵引带，初始牵引质量为患者体重的20%～50%，以患者腰部有拉力感为度。可根据牵引效果及患者的反应增减重量，持续牵引30～60 min，每日1～2次，7天为一个疗程。

【经验纪要】

a.年老体弱者,不能耐受电动牵引肋弓下捆绑牵引带的患者,更适合床边牵引。

b.患者牵引结束后,需继续卧床30min,下床时佩戴腰围以固定腰部。

(二)分阶段疗法

1.第一阶段治疗:在牵引治疗的基础上,可采用针灸、推拿及非甾体抗炎药物治疗。若疗效不理想,椎旁有明显压痛且伴下肢放射痛的患者可予踩跷治疗。

踩跷疗法操作技术

(1)体位:患者取俯卧位,卧于踩跷床上。

(2)定点:按压患侧腰椎旁下肢出现明显放射痛的部位并标记。

(3)操作技法:踩跷前,采用手法放松腰背肌、患肢3~5min,在胸部及下腹部垫枕,使腹部悬空。术者双手扶好踩跷床横杠,以控制自身体重和踩踏时的力量,大脚趾屈曲踩在定点处,向下、向内用力,嘱患者配合呼吸,切忌屏气,踩下时呼气,抬起时吸气,结合术者自身重量及患者呼吸做均匀而有节奏的起落,持续10~20min,治疗结束后将患者平移至病床,卧床休息24h。

【经验纪要】

a.在常规取穴的基础上,可沿患者根性疼痛神经分布区域寻找敏感压痛点针刺或推拿,不必拘泥于传统腧穴。

b.对有下肢麻木的患者,偶尔可轻轻刺激秩边穴,引出下肢窜麻感。

2.第二阶段治疗:一般情况下经过约1周的常规治疗,症状不能缓解或疼痛难忍者,可加用甘露醇、地塞米松脱水治疗,消化性溃疡患者慎用或禁用。

3.第三阶段治疗:经过上述治疗,症状仍不能缓解者,可选用改良骶管注射疗法或硬膜外注射疗法,必要时配合针刀疗法治疗。

改良骶管注射疗法操作技术

（1）体位：患者取俯卧位，腹部下面垫一薄枕；或取侧卧位，充分暴露臀部。

（2）定点：于骶管裂孔处标记。

（3）药液配伍：0.9%氯化钠15 ml，0.5%利多卡因4 ml，复方倍他米松注射液1 ml；注射量20 ml（可依据患者体型酌量增减）。

（4）常规消毒，铺巾。

（5）操作技法：术者选用7号注射器针头，向头端方向（略偏向患侧）将针头保持矢状面30°～45°、冠状面5°～10°穿刺进入骶管，待突破感、阻力感消失时，回抽无血、脑脊液后，将药物注射完毕；注射速度为每分钟5 ml，4 min内注射完毕。出针，术毕贴无菌敷贴。

【经验纪要】

a.术中需严格执行无菌操作，密切注意观察可能出现的局麻药的不良反应，如颅内压升高等。

b.术后患者需平卧或者侧卧2 h才可恢复正常活动。

硬膜外注射疗法操作技术

一般由麻醉科或专科医生操作，1周1次，共1～3次。每次治疗后患者均需卧床休息6 h，具体操作方法不在此赘述。

针刀疗法（脊神经触激术）操作技术

（1）体位：患者取俯卧位，腹部下面垫一薄枕；或取侧卧位，充分暴露腰部及患肢。

（2）定点：操作需在C型臂X线机或CT定位引导下操作，有正中入路、小关节间隙入路、椎板外切迹入路及小关节外缘入路4种方式。根据不同的入路方式，选择不同部位定点并标记。

（3）常规消毒，铺巾。

（4）定向：针刀与皮肤垂直，刀口线与竖脊肌走向平行。

（5）操作技法：根据不同的入路方式，针刀需经过不同的组织，当针刀到达并突破黄韧带后,此时术者手下阻力感消失,可试探性地继续深入,同时纵向微微摆动针刀,患者患肢可出现突发触电样放射感(如不由自主的颤动或抬起患肢),说明此时已触及神经根鞘膜。

【经验纪要】

a.针刀疗法常规的压痛点松解不在此赘述。

b.脊神经触激术术前医生需做好定位准备,借助C型臂X线机或CT等引导定位。

c.针刀突破黄韧带后,一般术者手下会出现明显的突破感或落空感,此时术者需谨慎地操作,微微调整针刀,避免损伤神经,不必强求出现患侧肢体的跳动。

d.术后患者需取仰卧位卧床休息。

e.腰椎间盘突出症的分阶段治疗,不是必然分开的,它们是有机结合的,比如第一阶段治疗中,患者如疼痛难忍,可直接选择第二阶段治疗,同样,第二阶段治疗如不能缓解患者症状,可直接选择第三阶段治疗。经过正规的非手术治疗3个月后,症状仍不能缓解或者症状逐步加重等,患者可考虑手术治疗。

第二节　急性腰扭伤

一、概述

急性腰扭伤,俗称"闪腰、岔气",是指腰部突然遭受间接外力而致腰部肌肉、筋膜、韧带及关节突关节的急性损伤,常发生在弯腰搬重物、扭腰或久坐突然姿势变换时,多发生于青壮年和体力劳动者。本病若处理不及时或治疗不当,可形成慢性腰痛。

二、症状

大多数患者有明确的扭伤史,部分患者可听到咔嚓声或有撕裂感,腰部疼痛剧烈,不能站立或走路,躺在床上甚至不能翻身及下床。

患者的自诉症状有：

"我起身的时候听到腰部咔嚓响了一声，腰就不能动了。"

"我下床和翻身困难，没有办法去卫生间。"

"我腰痛得动不了，是他们把我背到诊室的。"

三、查体及特殊检查

(一)查体

患者强迫体位，可有侧弯畸形、腰肌紧张、腰部活动受限，部分压痛点明显。

(二)特殊检查

可行腰椎X线检查以排除骨折及其他病变，必要时行腰椎MRI或CT检查。

四、特色治疗技术

(一)针刺运动疗法操作技术

适用于症状较轻者。

1.体位：患者取舒适体位。

2.选穴：选取人中穴、后溪穴等。

3.操作技法：针刺人中穴等，得气后，予以强刺激，嘱患者带针活动腰部（如左右旋转、前后俯仰等），随着腰部活动范围的逐渐扩大，腰痛可逐渐减轻，每10 min行针1次，留针30 min。

【经验纪要】

急性腰扭伤常用穴位甚多，如人中穴、后溪穴、委中穴、腰痛点等，可根据经验选用。腰扭伤病程越短，疗效越显著，30 min后大多数患者的疼痛可得到明显缓解。若不能缓解，还可以痛为腧，在腰部寻找压痛点进行针刺等综合治疗，或于委中穴放血等。

(二)手法(斜扳法)操作技术

患者取侧卧位,下腿伸直、上腿屈髋屈膝位,术者站立于患者面前,一前臂压于患者肩前部,另一前臂压于臀部,两臂反向用力,施以短且轻巧的推冲力,使腰部旋转(肩向后、臀向前),此时常听到"咔嚓"的响声,对侧手法同上。

【经验纪要】

a. 对于腰椎小关节错缝或滑膜嵌顿患者,需采用特定的手法来解除滑膜嵌顿,纠正关节紊乱。这类患者大多有弯腰拾物的动作,腰部压痛点常在上下关节突处。

b. 在斜扳过程中,术者不可过于追求听到提示复位的"咔嚓"声,避免造成医源性伤害。

第三节　第三腰椎横突综合征

一、概述

第三腰椎横突综合征,又称第三腰椎横突炎,是由第三腰椎横突周围软组织损伤引起的以腰部疼痛为主要特征的一类疾病。严重者腰部活动受限,伴下肢牵涉痛,但一般痛不过膝,需与腰椎间盘突出症相鉴别。

二、症状

大多数患者有腰部外伤史,疼痛多位于一侧,可向大腿放射,一般痛不过膝,腰前屈时或向健侧侧屈时疼痛加重,严重者翻身及行走困难。

患者的自诉症状有:

"我下床和翻身困难,鞋子都穿不上,站着要用手撑住腰部。"

"我坐着起身困难,行动迟缓。"

三、查体及特殊检查

(一)查体

第3腰椎横突局部压痛明显,有时局部可触及条索或结节,腰椎活动度一般正常,直腿抬高试验无放射痛,无根性症状神经根压迫。

(二)特殊检查

X线可见第3腰椎横突过长或左右不对称,如疼痛长时间不能得到缓解,应行腰椎MRI或CT检查,以排除其他疾病导致的腰痛。

四、局部解剖

第3腰椎横突最长,其周围有较多的肌肉附着,前侧有腰大肌和腰方肌,背侧有竖脊肌,横突之间有横突间肌。横突尖端与棘突间有横突棘肌。脊神经后支腰1~腰3的外侧支在其横突尖部通过,横突尖部附着有胸腰筋膜的中层,是上述肌肉筋膜的交叉应力点。

五、特色治疗技术

(一)温针灸操作技术

1.体位:患者取俯卧位或健侧卧位。

2.选穴:选取阿是穴等。

3.操作技法:术者常规消毒,以指切进针,针尖抵于横突尖部。也可用左手拇指、食指呈"V"字状按压于横突尖部,然后进针,辅以温针灸,留针30min。

【经验纪要】

a.温针灸适用于症状较轻的患者。

b.针灸时,针尖以抵于横突尖部为要,切忌盲目深刺。

c.艾灸以局部温热为度,避免烫伤。

(二)针刀疗法操作技术

1.体位：患者取俯卧位，腹部下面垫一薄枕，充分暴露腰部；或取健侧卧位。

2.定点：平腰2~腰3棘突间隙，旁开约4横指，为骶棘肌外侧缘，重按时压痛明显，有时向同侧臀及大腿放射；或可触及一硬结，为第3腰椎横突尖部，有条件者可在肌骨超声引导下定点。

3.常规消毒，铺巾。

4.定向：刀口线与人体纵轴线平行，垂直进针，探索进针，至横突骨面。

5.操作技法：针刀达骨面后，术者紧贴骨面纵行切割腹横筋膜3~5次，至手下有松动时，将针刀移至横突尖端上下缘横行铲削2~3刀，出针，按压片刻，术毕贴无菌敷贴。

【经验纪要】

a.操作时，刀口线要紧贴骨端，到达横突尖时手下有明显的滑落感，针刀不可离开横突骨面，避免损伤腹部脏器组织。

b.针刀松解后，予手法弹拨治疗。

c.针刀松解后，24 h内针眼保持局部干燥，嘱患者取平卧位压迫局部，以防出血。如有条件，可在肌骨超声引导下进行操作。

(三)注射疗法操作技术

1.体位：患者取俯卧位，腹部下面垫一薄枕，充分暴露腰部；或取健侧卧位。

2.定点：平腰2~腰3棘突间隙，旁开约4横指，为骶棘肌外侧缘，重按时压痛明显，有时向同侧臀及大腿放射；或可触及一硬结，即为第3腰椎横突尖部，有条件者可在肌骨超声引导下定点。

3.常规消毒，铺巾。

4.于标记点最明显处用7号针头垂直进针达第3腰椎横突端，再注入复方倍他米松0.5 ml+1%利多卡因2 ml+生理盐水2 ml。出针，术毕贴无菌敷贴。

【经验纪要】

a.一般情况下,在腰3横突注射局麻药后,患者症状可得到明显的缓解,故本病适宜采用注射疗法。

b.注射穿刺时,局部疼痛明显者一般疗效显著。

c.注射治疗后,如患者仍有疼痛,可于3周后再做1次注射治疗或联合针刀治疗。

第四节　腰椎棘上韧带损伤

一、概述

腰椎棘上韧带损伤,是指棘上韧带受到急慢性损伤而产生的无菌性炎症,是腰痛的常见原因之一。严重者因腰部剧烈疼痛而不能活动。

二、症状

大多数患者有弯腰劳动或腰部外伤史,急性外伤者可有撕裂感。弯腰或劳累时症状加重,休息后疼痛可缓解。患者主诉腰部酸痛,严重者有针刺样痛或刀割样痛。

患者的自诉症状有:

"我的腰正中间痛,连弯腰都很困难。"

"我弯腰的时候突然痛得厉害,感觉腰都要断了。"

三、查体及特殊检查

(一)查体

腰部压痛点局限于棘突顶部或者顶部上下的骨面,局部可触及硬结或者条索,拾物试验阳性。

(二)特殊检查

1.一般情况下,X线检查多无异常。

2.肌骨超声可见棘上韧带增厚、回声杂乱、局部钙化等。

3.MRI检查主要表现在压脂T2WI图像上棘上韧带信号增高。

四、局部解剖

棘上韧带延续自项韧带,在腰部最发达,95%的人止于腰3、腰4棘突,只有5%的人止于腰5棘突,其作用是限制脊柱过度前屈。棘上韧带有脊神经后支的内侧支分布。反复劳损可刺激该神经产生顽固性疼痛。

五、特色治疗技术

针刀疗法操作技术

1.体位:患者取俯卧位,腹部下面垫薄枕,充分暴露腰部。

2.定点:于痛点或病变棘突最高点定点并标记。

3.常规消毒,铺巾。

4.定向:在病变棘突最高点进针,刀口线平行身体纵轴,针体与皮肤垂直。

5.操作技法:针刀直达棘突骨面纵行疏通,然后横行铲剥2~3刀。如痛点在棘突上缘或下缘,将针刀退至皮下,刀体向上或向下45°,在棘突上缘或下缘纵行疏通,横行剥离2~3刀,出针,术毕贴无菌敷贴。

【经验纪要】

a.进针时,避免在棘突间进针;刀口线应与身体纵轴平行,避免损伤棘上韧带。

b.操作时,针刀要紧贴骨面。

c.如患者病程长,可在针刀治疗结束时,予其拔罐1次。

d.如患者处于急性期,可局部注射1%利多卡因1ml+复方倍他米松0.5ml。

第五节　腰椎棘间韧带损伤

一、概述

腰椎棘间韧带损伤,是指由腰部频繁活动引起棘间韧带受到上下棘突挤压或牵拉而产生的无菌性炎症,以腰5骶1棘间韧带损伤多见。本病是引起下腰痛的主要病因之一,临床上易与棘上韧带损伤相混淆。

二、症状

患者多有腰部扭伤史,大多数患者诉背伸疼痛明显,行走时脊柱僵硬,不能久卧,扭腰活动受限。

患者的自诉症状有:

"我不能长时间地弯腰工作,不能转腰,但我又按不到哪里痛。"

"我洗衣服或洗碗后,需双手撑腰部才能缓缓直起腰。"

三、查体及特殊检查

(一)查体

患者棘突间压痛阳性,脊柱微屈时被动旋转患者腰部可诱发疼痛。

(二)特殊检查

1.一般X线检查可排除骨折等。

2.肌骨超声检查可见棘间韧带增厚、回声杂乱、局部钙化等。

3.MRI检查主要表现在压脂T2WI图像上棘间韧带信号增高。

四、局部解剖

棘间韧带主要为胶原纤维,附着于棘突根部到棘突尖,前与黄韧带延续,向后与棘上韧带相移行。颈胸段棘间韧带较薄弱,腰段宽而厚,呈四方形,具有限制脊柱扭转、稳定腰椎的作用。

五、特色治疗技术

针刀疗法操作技术

1.体位:患者取俯卧位,腹部垫枕,充分暴露腰部。

2.定点:于棘间痛点定点并标记。

3.常规消毒,铺巾。

4.定向:针刀与皮肤垂直,刀口线平行身体纵轴。

5.操作技法:在标记处进针,针刀过棘上韧带后可有突破感,先纵行松解2~3刀,然后刀体倾斜45°左右,在上位棘突下缘和下位棘突基底部上缘纵行疏通、剥离2~3刀。出针,术毕贴无菌敷贴。

【经验纪要】

针刀操作勿过深,避免误入椎管而引起脊髓损伤。如患者处于急性期,可局部注射1%利多卡因1ml+复方倍他米松0.5ml。

第六节　腰椎关节突关节综合征

一、概述

腰椎关节突关节综合征,又称小关节综合征,是以关节突关节囊钙化、软骨面损伤及骨反应性增生为基本病理表现的一种退行性病变,以腰背部疼痛为主要表现,伴或不伴下肢疼痛。

二、症状

大多数患者表现为腰部持续性钝痛,腰椎旋转、侧屈及过伸时疼痛加剧,且会向大腿、臀部放射。

患者主诉症状有:

"我的腰一直痛,有时候放射到臀部和大腿。"

"早晨起来我的腰僵硬得很,伸懒腰时和扭腰时疼痛厉害。"

三、查体及特殊检查

(一)查体

腰椎关节突关节处压痛,直腿抬高试验阴性,患侧下肢感觉和肌力正常。

(二)特殊检查

X线或CT检查可见关节突增生肥大、骨赘形成、关节间隙变窄、关节囊钙化等表现。

四、局部解剖

腰椎关节突关节是由相邻椎弓上下关节突形成的微动滑膜关节,关节面呈矢状位,周围包以薄而紧的关节囊。其主要功能是稳定脊柱,引导腰椎的前屈、后伸活动。腰椎关节突关节是脊柱唯一的滑膜关节,关节滑膜神经末梢分布密集,关节突关节受脊神经后内侧支支配,各支配神经之间存在丰富的节段性吻合及变异,这种支配方式形成了复杂的腰腿痛发病机制。

五、特色治疗技术

(一)针刀疗法操作技术

1.体位:患者取俯卧位,腹部垫枕,充分暴露腰部。

2.定点:标记痛点。

3.常规消毒,铺巾。

4.定向:针刀与皮肤垂直,刀口线平行身体纵轴。

5.操作技法:术者沿标记点垂直穿刺进针,根据关节突关节方向,向外侧倾斜45°,抵达骨面行"十"字形切割、减压,手下有松动感即可出针,术毕贴无菌敷贴。

【经验纪要】

准确的病灶定位是保证疗效的关键,患者主诉腰痛的部位常常并非病灶所在,病灶常在痛区上方,局部有深压痛,按压时向下放射。

(二)注射疗法操作技术

1.体位:患者取俯卧位,腹部垫薄枕。

2.定点:寻找并标记压痛点(腰3约旁开正中线1横指、腰4约旁开1.5横指、腰5约旁开2横指)。

3.常规消毒,铺巾。

4.定向:根据关节突关节方向,向头端和内侧略偏斜一点进针。

5.操作技法:针尖抵达骨面回抽,确保没有误入鞘内或血管内,将0.5%利多卡因0.5 ml+复方倍他米松0.5 ml注射至关节囊内或关节囊周围。

【经验纪要】

因关节囊钙化、骨质增生等导致药液注入关节囊困难时,亦可将药液注射至关节囊周围,同样有效。

第七节 髂腰韧带劳损

一、概述

髂腰韧带劳损,是指由腰部频繁活动、牵拉髂腰韧带而引起的劳损性病变,患者以腰臀部疼痛、第5腰椎旁至髂嵴之间有明显压痛点为主要表现,无腿部放射痛,多见于长期弯腰工作者。急性损伤多发生于腰部过屈或过度侧屈负重时。

二、症状

患者多有扭伤史,常见的症状主要是腰椎两侧或一侧深部疼痛。

患者的自诉症状有:

"我这里面(腰骶部)疼得厉害,但是又说不清到底是哪个部位疼痛。"

"我坐在这里(正坐)向后转身时,腰这里就特别痛。"

三、查体及特殊检查

(一)查体

1.患者腰5椎体外侧缘和髂嵴之间有深压痛。

2.患者腰部前屈、侧弯及旋转运动时,疼痛加剧。

3.直腿抬高试验及加强试验阴性。

(二)特殊检查

本病一般无须行特殊检查。必要时,可行腰椎正侧位片检查,以排除骨折、隐形脊柱裂等病变,尤其是有外伤史的患者。

四、局部解剖

髂腰韧带起于腰4~腰5横突,止于髂嵴的内唇后侧,具有限制腰5椎体旋转、防止腰5椎体在骶骨上朝前滑动和稳定骶髂关节的作用。

五、特色治疗技术

(一)针刀疗法操作技术

1.体位:患者取俯卧位,腹部垫一薄枕,充分暴露腰骶部。

2.定点:于腰5横突尖部定点。

3.常规消毒,铺巾。

4.定向:针刀垂直皮肤,刀口线与人体纵轴线平行。

5.针刀操作:当刀尖触及腰5横突时,术者调转刀锋,在横突尖部下缘纵行疏通,横行剥离,手下有松动感即可出针,随后术者提起针刀至皮下,向头侧倾斜约15°,松解髂嵴后上缘内侧面,出针,术毕贴无菌敷贴。

【经验纪要】

a.凡确诊为髂腰韧带损伤者,均可行针刀微创治疗。

b.病程长者,可在针刀治疗后再进行拔罐放血。

c.针刀刀尖务必达到腰5横突尖部或髂嵴后上缘骨质附近;不可离开骨面,避免损伤血管、神经。

d.必要时,配合手法操作:先做腰部斜扳1次,在站立位弯腰1次,伸腰左右旋转1次。

(二)注射疗法操作技术

1.体位:患者取俯卧位,腹部垫一薄枕,两臂自然下垂,充分暴露腰骶部。

2.定点:腰5横突尖部,髂嵴后上缘骨质附近。

3.常规消毒,铺巾。

4.定向:术者沿腰5横突尖部垂直进针,再调整针尖向尾侧倾斜15°~30°,沿髂嵴后上缘骨质附近进针。

5.操作:回抽无血后,于上述两个部位缓慢注入复方倍他米松注射液0.5 ml+1%利多卡因1.5 ml。

【经验纪要】

针尖务必达到腰5横突尖部或髂嵴后上缘骨质附近;注射治疗一般2~3周1次,不超过3次。

第八节　腰大肌综合征

一、概述

腰大肌综合征,是指因腰大肌损伤导致的急慢性腰痛及腰丛神经支配区域疼痛或感觉异常的一类疾病。又称为腰大肌紊乱症、腰大肌筋膜炎,归于腰肌劳损范畴。

二、症状

患者主诉腰痛,常放射至大腿前侧及膝关节,疼痛明显者强迫于屈髋屈膝位,可伴有腹部疼痛不适,髋关节后伸时腰痛加剧。

患者的自诉症状有:

"我腰痛的时候,大腿前侧及膝盖也痛,感觉大腿前侧在抽筋。"

"我腰痛,感觉肚子也痛,向后伸腿时腰痛得更严重了。"

三、查体及特殊检查

(一)查体

1.患者腰肌紧张,腰2、腰3横突间及局部压痛,可放射至膝关节;股骨小转子压痛。

2.Ely试验(跟臀试验)、腰大肌抗阻力试验、股神经牵拉试验均阳性,腹部触痛区多与腰大肌走向相关。

(二)特殊检查

1.一般情况下,X线可见腰椎生理弧度变小,可有腰椎侧弯。

2.MRI检查可见肌肉边缘轮廓模糊、信号不均匀、肌间隙脂肪浸润等特点。

四、局部解剖

腰大肌起于胸12～腰4椎体与横突之间陷沟内,向下与髂腰肌共同形成髂腰肌腱,止于股骨小转子。腰丛由胸12胸神经前支的一部分、腰1～腰3腰神经前支和腰4腰神经前支的一部分组成。由椎间孔发出后,直接穿过腰大肌。部分在腰大肌内形成丛,其分支再从肌肉前面及外侧边缘穿出。腰丛有6个分支,即髂腹下神经、髂腹股沟神经、生殖股神经、股外侧皮神经、股神经和闭孔神经。腰大肌损伤会引起相应支配区域的疼痛或皮肤感觉异常及肌力的改变。

五、特色治疗技术

(一)针刀疗法操作技术

1.体位:患者取仰卧位,患侧下肢屈膝屈髋,呈"4"字试验姿势。

2.定点:于腰大肌小转子止点定点并标记。

3.常规消毒,铺巾。

4.定向:针刀与皮肤垂直,刀口线平行身体纵轴。

5.操作技法:术者于定位点垂直刺入至手下有韧性感时,纵行剥离2～3刀,手下有松动感即可出针。

【经验纪要】

股骨小转子一般不易触诊,因此术前需准确地定位。

(二)针刺疗法操作技术

腰部阿是穴

1.体位:患者取俯卧位,胸部垫薄枕。

2.取穴:局部选取阿是穴,在第3、4、5腰椎横突处按压局部压痛点或在腰椎正中线旁开6～7cm,标记。

3.常规消毒。

4.操作技法:术者取0.30mm×75mm针灸针,约与水平面呈15°角斜刺,指切进针,针尖向椎体方向。如针尖抵于横突尖部,可稍调整进针方向,术者手下可有针尖抵达腰椎椎体的感觉。患者常有针感下肢传导的感觉。术者手下也可左手拇指、食指呈"V"字状按压于横突尖部,然后进针。留针20min。

腰大肌小转子止点阿是穴

患者取仰卧位,患侧下肢呈"4"字试验姿势,膝关节外侧垫枕,小转子痛点予针刺治疗。留针20min。

【经验纪要】

腰部留针一般不做提插捻转手法,注意避免损伤肾脏。

第九节　腰方肌损伤

一、概述

腰方肌损伤,又称腰方肌肌筋膜疼痛综合征,是指腰方肌肌肉、筋膜的一种急性或慢性疼痛症候群,主要表现为腰部疼痛、僵硬、活动受限。

二、症状

患者有间歇性或持续性酸痛,劳累、长时间弯腰、久坐久站后疼痛加重。可有骶髂关节及臀部下方的牵涉痛。急性损伤较重者,腰部活动受限并出现不能深呼吸的情况。

患者自诉症状有:

"我的腰主要是酸痛,每次用手按摩的时候,都觉得痛到这里(手指髂嵴)。"

"我腰痛得厉害,从椅子上起来都要用手扶着腰或撑着椅子扶手。"

三、查体及特殊检查

(一)查体

触诊腰方肌紧张或痉挛,有局限性压痛,可触及条索,第12肋下缘可触及压痛点或结节,第3、4腰椎横突处深压痛,按压时可牵扯放射至骶髂部、髋或臀部、股骨大转子,臀中肌及骶髂关节处也可触及压痛点。

(二)特殊检查

1.X线多无异常。

2.肌骨超声可见腰方肌筋膜增厚、回声杂乱等。

四、局部解剖

腰方肌起自髂嵴后缘,肌纤维向上走行,分别止于第12肋及第1~4腰椎横突。肌纤维根据具体的走行方向,可分为髂肋纤维、髂腰纤维、腰肋髂肋。其中,髂肋纤维,起自髂嵴和髂腰韧带,肌纤维几乎垂直向上,连接至第12肋;髂腰纤维,起自髂嵴和髂腰韧带,肌纤维斜向上方,连接4个腰椎横突;腰肋纤维,纤维最少,起自L2~L4或L5横突,斜向上,连接至第12肋。三种纤维间形成交叉。腰方肌具有稳定腰椎及辅助呼吸的作用,腰方肌受来自腰丛的腰神经前支的支配。单侧腰方肌收缩,使腰部产生同侧屈曲动作,同时拉长对侧腰方肌;双侧腰方肌同时收缩,可使躯干伸展。

五、特色治疗技术

(一)针刀疗法操作技术

1.体位:患者取俯卧位,腹部垫枕,充分暴露腰部。

2.定点:沿第12肋下缘、腰椎横突、髂嵴寻找压痛点并标记。

3.常规消毒,铺巾。

4.定向:针刀与皮肤垂直,刀口线平行身体纵轴。

5.操作技法:术者在第12肋下缘压痛点处,以左手拇指、食指呈"V"字下按,将12肋固定于两指间,针尖抵骨面,纵行疏通,再横行剥离松解。针尖抵腰椎横突骨面,先纵行疏通,可沿横突边缘在腰方肌肌腹上下0.5~1cm松解;髂嵴压痛点以同样的方法松解。一般1周1次,1~3次为一个疗程。

【经验纪要】

a.在第12肋部施行针刀松解要求术者有较好的解剖学基础知识,最好有一定的外科基础,不可粗暴操作,可先试探性地探及骨性结构与压痛点再施术,若不能探及,不必勉强。

b.采用指切进针法,忌过度追求松解到位而盲目操作,避免损伤神经、血管或胸膜等。

(二)针刺治疗操作技术

1.体位:患者取俯卧位,腹部垫枕,充分暴露腰部。

2.选穴:以足太阳膀胱经腧穴为主及选取阿是穴。

3.操作技法:常规消毒,针刺得气后留针,再予红外线灯照射,取针后拔罐5min。

4.疗程:一般1日1次,7次为一个疗程。

【经验纪要】

术者在第12肋下缘阿是穴处试探性进针,不能到达骨面时不可盲目深刺,避免造成气胸。

第十节　腰椎术后综合征

一、概述

腰椎术后综合征,亦称腰椎术后残余痛,是指患者在一次或多次腰椎手术后,疼痛症状未得到完全缓解,仍有腰臀部疼痛不适或伴随下肢放射性麻木、疼痛症状,有的伴有不全瘫、马尾功能障碍(如大小便功能障碍、性功能障碍)等。手术有时未达到术前患者和术者的期望。

二、症状

患者术后腰部出现疼痛、僵硬、酸胀无力、支撑力下降及臀部疼痛、下肢疼痛、无力或麻木等。

患者的自诉症状有:

"我开刀前腰痛腿痛,开完刀后我的腰腿还痛。"

"开刀后,我的腰部变得僵硬,下肢活动不太利索了。"

"开刀前,我小便自如,开刀后小便不太通畅。"

三、查体及特殊检查

(一)查体

腰部可见手术瘢痕、腰背部肌肉萎缩,腰背部或腰臀部可触及条索,压痛阳性,可伴有下肢疼痛、麻木,直腿抬高试验阳性,可有触觉过敏、痛觉过敏,部分患者鞍区浅感觉下降。

(二)特殊检查

CT或MRI检查有助于诊断。由于病因不同,本病的影像学表现亦不相同。常见的影像学表现如下:

1.未发现责任节段有明确压迫征象,未见内固定装置误入椎管内(常见于减压较充分但合并术中损伤硬膜、神经根,或术后因瘢痕粘连、卡压所致)。

2.责任节段仍有残留的突出物,部分伴有椎管狭窄等(常见于术中定位错误,或因髓核摘除、椎管狭窄而松解不彻底)。

3.责任节段椎间盘炎(腰椎术后少见,此为严重的并发症,发生率为0.1%～3%)。

四、特色治疗技术

（一）常规治疗

1.针灸疗法+功能锻炼:常规取穴,还可取阿是穴、八髎穴、长强穴等,配合艾盒灸或者温针灸。

【经验纪要】

a.针灸取穴时,不可完全拘泥于传统经络腧穴。在此基础上,首先应遵循"以痛为腧"的原则,其次配合患处神经走行或体表投影区域施针,可在患椎棘突间、棘突旁、横突部、臀部及患肢神经走行处仔细找出压痛点或条索,可采用"一穴双针"刺法,对局部瘢痕也可采用上述针法。

b.对于大小便功能障碍、性功能障碍者,可取八髎穴、秩边穴及长强穴。对八髎穴或秩边穴刺激时,将针尾部向外侧倾斜30°左右,运用提插捻转法至患者会阴部有酸、麻、胀、痛。

c.患者腰椎术中因腰背肌群受损伤、局部解剖结构的破坏或改变、术后未能及时进行正确的功能锻炼而致腰背肌群萎缩、无力,可配合腰背肌功能锻炼(俯卧位"小飞燕",仰卧位"五点支撑式")恢复腰背肌肌力,进而恢复腰椎的稳定性,建议坚持至少6个月。针灸与功能锻炼需同步进行,在鼓励患者建立信心的同时,应督促其坚持完成腰背肌的功能锻炼。

2.骨盆牵引:具体操作同腰椎间盘突出症。

【经验纪要】

a.如果患者做的是椎间孔镜手术或单纯的椎板减压髓核摘除术,可以进行牵引治疗。

b.在牵引的过程中,应保证足够的牵引力,但牵引力的大小因人而异,以患者耐受为宜,注意观察患者的症状有无缓解。

c.如果患者处于植骨融合内固定术后,禁用牵引。

3.中药熏洗:

（1）方药组成:伸筋草、海桐皮、红花、防风、怀牛膝、桃仁、艾叶、鸡血藤、炒杜仲、羌活、当归、仙茅、制川乌、制草乌、透骨草。

（2）使用方法：有条件时，可采用中药熏蒸治疗仪治疗。患者仰卧于熏蒸床上，控温装置加热为中药蒸气，利用中药蒸气中产生的药物离子，对患部直接熏蒸，以热力将药力透过皮肤作用于病灶，起到放松局部肌肉、舒筋活络的作用；对于下肢症状明显者也可将药液煎好后倒入熏洗桶内，先熏后洗，待药液温度适宜时，将患肢浸于药液中，每日1次，每次30 min，避免发生烫伤。

【经验纪要】

中药熏洗疗法具有活血化瘀、舒筋通络、温经散寒等功效，熏洗时可配合局部按揉，以增强疗效。

4.推拿手法：

（1）放松手法：患者取俯卧位，先采用按、压、揉、推、擦法等作用于膀胱经部位、臀部及患侧肢体，然后重按或点按腰部腧穴、瘢痕及局部压痛点，也可采用捏脊手法沿瘢痕提捏、松解皮下粘连。配合抖法，医生双手分别握住双踝，患者双手把住床头，医生用力牵引并上下抖动，使患者身体抖动呈波浪形，抖动2~3次。有内固定者，禁用抖法。

（2）扳法及捻摇法：

①斜扳法：患者取侧卧位，患侧在上，下肢屈曲，健侧下肢伸直。医生一手固定患者肩部，一手按住髂骨处，两手同时用力向相反方向斜扳，扭转腰部，闻及或感觉到"咔嗒"声，然后予放松手法。

②后伸扳法：医生一手托住俯卧位患者两侧膝部或一侧膝部，缓缓向上提起，另一手压在患者腰部患处，当其腰向后伸至最大限度时，医生两手同时做相反方向扳动的治疗手法。斜扳法、后伸扳法多适用于术后瘢痕粘连、卡压严重者。

③捻摇法：患者仰卧，屈髋屈膝，医生双手握住患者双膝，患者尽力屈髋，然后左右旋转摇动，反复3~5次。需注意的是，对于有内固定植入者，扳法及捻摇法均禁用。

5.疏肝解郁，调畅情志：治疗中不可忽视患者的心理因素，患者术前多焦虑、抑郁等，常期望值过高。经历过手术治疗的患者多担心或害怕再次手术,有的患者因反复求医无果而焦虑不已,对各种治疗常不能坚持甚至持有怀疑态度。因此治疗前,医生需对患者进行心理辅导或抗焦虑对症治疗(如服用氟哌噻吨美利曲辛,早晨及中午各1粒,老年人早晨口服1粒,维持量早晨1粒;或联用治疗神经病理性疼痛的普瑞巴林,75 mg,早晚各1次,在1周内可根据疗效及耐受性增加药量至150 mg,每日2次)。

也可采用中药逍遥散加减,辨证加用虫类药物(如全蝎、蕲蛇、地龙等),达到疏肝解郁、疏经通络的作用。

上述疗法既可单独使用,也可联合使用,对于经过上述治疗后疗效仍不理想或者症状较明显的患者可采用特色疗法。

(二)特色治疗技术

针刀或拨针瘢痕组织松解操作技术

(1)体位:患者取俯卧位。

(2)定点:于腰背部手术瘢痕及臀部、患肢压痛点及有条索处定点并标记。

(3)常规消毒,铺巾。

(4)定向:针刀与局部表皮垂直,刀口线与身体纵轴平行。

(5)操作技法:因松解部位较多,术者可先用0.5%利多卡因局部浸润麻醉后再治疗。针刀松解时,术者左手定点,右手持针,刺入后按照解剖层次,逐层切割粘连、瘢痕组织,纵行疏通,横行剥离,力求全面松解,至手下有松动感即可出针。或采用拨针疗法:选用针体长为24 cm的无菌Z型拨针,先用破皮刀破皮,再用拨针从破皮处缓慢刺入,遇硬结或有粘连的部位,以另一手辅助拨针通过硬结处,至结节松解后,再从水平方向向其他方向做前后推动,可对腰背部深浅筋膜层进行松解。

【经验纪要】

有研究证实,腰椎术后瘢痕修复过程是引起持续腰痛的一个重要因素,在纤维结缔组织增生与瘢痕形成过程中,可引起骨纤维管应力的异常,可能会造成硬脊膜、神经根的粘连或压迫。同时瘢痕修复过程中的炎症反应也是腰椎疾病患者术后下腰痛及神经功能障碍的重要原因,通过针刀或拨针松解,能够调整肌肉骨骼系统的应力平衡,去除瘢痕组织的粘连、卡压,消除软组织张力,进而可有效地解决腰椎术后组织的粘连。

针刀疗法(脊神经触激术)操作技术

(1)体位:患者取俯卧位,腹部垫一薄枕;或患者取侧卧位,充分暴露腰部及患肢。

(2)定点:操作需在C型臂X线机或CT定位引导下进行,入路方式有正中入路、小关节间隙入路、椎板外切迹入路及小关节外缘入路四种,具体可根据患者之前椎间盘手术的方式选择入路方式,选择不同部位定位并标记。

(3)常规消毒,铺巾。

(4)定向:针刀与局部表皮垂直,刀口线与肌纤维方向平行。

(5)操作技法:针刀需经过不同的组织,当针刀到达并突破黄韧带后,此时术者手下阻力感消失,可试探性地继续推进针刀,同时纵向微微摆动针刀,患者患肢可突发触电放射感,并不由自主地颤动或抬起患肢,说明操作已触及神经根鞘膜。

【经验纪要】

a.行脊神经触激术时,术者需严格地把握手术指征,熟悉局部解剖结构,准确定位,切不可盲目操作,避免损伤血管、神经。

b.如患者出现下肢放射感,可稍回退针刀,手下有松动感即可出针,不可使用暴力,避免损伤神经根。

改良骶管注射疗法操作技法

(1)体位:患者取俯卧位,腹部垫一薄枕;或患者取侧卧位,充分暴露臀部。

(2)定点:于骶管裂孔处定点并标记。

(3)药液配伍:0.9%氯化钠15 ml,0.5%利多卡因4 ml,复方倍他米松注射液1ml；注射量20ml(可依据患者体型酌量增减)。

(4)常规消毒，铺巾。

(5)操作技法：术者选用7号注射器针头，向头端方向(略偏向患侧)将针头分别保持在矢状面30°～45°、冠状面5°～10°穿刺进入骶管，待手下突破感、阻力感消失时，回抽无血、脑脊液后，注射药液。注射速度为每分钟5ml，4min内注射完毕。出针，术毕贴无菌敷贴。

【经验纪要】

a.大推拿手法不适合有内固定植入的患者。

b.术后患者平卧或者侧卧2h后可恢复正常活动。

c.术者需严格无菌操作，密切观察可能出现的局部麻醉药的毒性反应、颅内压升高等。

五、总结

以上提及的常规治疗与特色治疗，不是必然分开的，既可单独运用，亦可联合进行。运用中，应注意以下几点：

1.针灸、功能锻炼、推拿手法、中药熏洗，这些疗法可作为常规治疗中的基础疗法，应贯穿疗程的始终。

2.对于焦虑、抑郁患者，可采用基础疗法联合中药口服以疏肝解郁、调畅情志。

3.对于下肢放射性麻木、疼痛明显者，可采用基础疗法联合骨盆牵引疗法(有内固定植入物者除外)。

4.对于腰、臀、下肢等局部有固定压痛点且局部疼痛顽固者，或腰部瘢痕组织僵硬明显者，可采用基础疗法联合针刀、拨针松解治疗。

5.对于采用上述第3点疗法治疗后效果依然不明显的：如有内固定植入者，可在其基础上联合脊神经触激术、改良骶管注射疗法；无内固定植入者，可联合脊神经触激术、改良骶管注射疗法或硬膜外注射疗法＋大推拿疗法。

以上几点，可作为本病治疗的一般思路，但治疗时不可拘泥于这些,遇病情繁杂、有多种症状同时出现时,应根据实际情况灵活运用,辨证施治。

第十一节　强直性脊柱炎

一、概述

强直性脊柱炎是一种原因未明的自身免疫性疾病,有一定的家族性,主要累及骶髂关节和脊柱,也可波及其他关节与内脏。后期脊柱和关节强直可造成畸形和残废,严重危害人类健康。本病男性多于女性,发病高峰年龄为20～30岁。

二、症状

本病具有隐袭性,呈渐进性发病,早期有乏力、消瘦、食欲减退等全身症状,患者多因腰骶部疼痛、僵硬等就诊,晨起时脊柱僵硬明显,进而疼痛由间歇性转为持续性。病变累及胸椎与肋椎关节时,胸部扩张活动受限而影响呼吸。

患者的自诉症状有:

"我的腰反反复复地痛了好久,最近感觉加重了,早晨起来的时候,僵硬得厉害。"

"我的腰背部等多处疼痛,颈椎活动也不太灵活了,最近感觉腰弯不下去了。"

三、查体及特殊检查

(一)查体

1.患者腰肌紧张,骶髂关节压痛。

2.腰部活动受限,"4"字试验阳性。

3.晚期可有严重的脊柱驼背畸形,髋关节严重屈曲、畸形及胸部扩张受限等。

4.关节外表现有心脏病变、眼部病变、肺部病变等。

(二)特殊检查

1.X线检查对强直性脊柱炎的诊断有极重要的意义,患者早期几乎都有骶髂关节炎的表现,如骨质疏松、关节轮廓模糊、间隙不规则,病变一般从骶髂关节中下部开始,为两侧性;晚期骶髂关节间隙消失,出现椎体方形,骨质疏松,椎小关节间隙消失、强直,前后纵韧带及棘间韧带骨化,呈典型的"竹节样"改变;双侧骶髂关节骨性强直、髂腰韧带骨化。

2.CT可见骶髂关节面存在对称性骨质侵蚀、破坏,关节面致密、硬化等。

3.MRI对一些早期的、活动期的患者敏感,尤其是关节局部有骨髓水肿、脂肪沉积等的患者更是如此。

4.血液检查:HLA-B27阳性。

四、局部解剖

骶髂关节由骶骨、髂骨耳状关节面互相交错组成,在结构上属滑膜关节,其周围韧带有骶髂骨间韧带、骶髂后韧带、骶髂前韧带、骶结节韧带和骶棘韧带。一般认为,其后侧由腰4～骶3脊神经后外侧支支配,前部由腰3～骶2神经支配。

五、特色治疗技术

(一)针刀疗法操作技术

1.体位:患者取俯卧位,胸腹部垫枕。

2.定点:于骶髂关节点、髂骨翼压痛点、棘突间及棘突旁、小关节、横突间点、颈胸腰背筋膜压痛点定点并标记,如压痛点较多或患者不耐受疼痛,可配合0.5%利多卡因局部浸润麻醉后再松解。

3.常规消毒,铺巾。

4.定向:针刀与皮肤垂直,刀口线平行身体纵轴。

5.操作技法:

(1)骶髂关节点:刀口线与骶髂关节面平行刺入,稍留针后出针。

(2)髂骨翼压痛点:疏通、剥离2～3刀,手下有松动感即可出针。

(3)棘突间:刀锋达棘突间点后,调转刀锋90°,沿棘突上缘骨面切开剥离2～3刀,手下有松动感即可出针。

(4)腰椎横突旁点:针刀达横突骨面后,探及横突下缘后,调转刀口线90°,松解横突下横突间韧带,手下有松动感即退针至皮下,进针至横突根部,松解乳突横突韧带2～3刀;略退针后向内侧松解关节突关节囊,做"十"字形松解关节囊,略退针后至横突上缘后,调转刀口线90°,松解横突上横突间韧带。

(5)胸椎横突旁点:针刀达横突骨面后,探及横突下缘后,调转刀口线90°,松解横突下横突间韧带,手下有松动感即退针至皮下,进针至横突根部,做"十"字形松解关节突关节囊,略退针后至横突尖部,针尾向外侧倾斜,松解肋横突关节囊1～3刀。

(6)脊柱关节突关节:针刀达关节突骨面后,调转刀口线90°,松解关节突关节囊1～3刀,手下有松动感即可出针。

【经验纪要】

a.颈胸腰每次可分段治疗,以患者耐受为宜。

b.松解棘间韧带时,不可超过棘间韧带,避免损伤脊髓。

c.松解肋横突关节囊时,术者需掌握局部解剖结构,避免粗暴操作而致气胸。

d.松解后,指导患者进行功能锻炼,保持脊柱、髋膝关节及胸廓活动度。

e.疼痛甚者,可配合非甾体抗炎药或免疫抑制剂治疗。

f.病情顽固者,可配合拨针治疗。

(二)督脉灸或铺灸操作技术

医生在督脉大椎穴至腰俞穴穴区铺上白布或桑皮纸,将姜泥均匀地铺在白布或桑皮纸上,宽10cm、厚2cm,姜泥上再铺艾绒,状如一条蛇伏于脊背。分别点燃蛇头、身、尾三点,1次燃尽为"1壮",连续灸3壮。每周铺灸1次或根据患者反应,适当调整频率或疗程。

【经验纪要】

a.督灸时,需注意避免发生烫伤。

b.督灸后,注意保暖,避风寒等。

c.针刀治疗48 h后,可配合督脉灸或铺灸。

第九章　髋　部　疾　病

第一节　臀上皮神经卡压综合征

一、概述

臀上皮神经卡压综合征,又称臀上皮神经炎或臀上皮神经损伤,是指由各种原因引起臀上皮神经在穿过髂嵴部位时受到卡压而出现的腰臀部弥漫性疼痛或感觉异常的一类疾病,可伴有下肢放射痛,但通常痛不过膝。

二、症状

大多数患者有腰臀部闪挫扭伤或慢性劳损史,腰臀部弥散性疼痛,疼痛向臀部及大腿后方放射,但多不过膝,直腿抬高试验多为阴性,急性扭伤时疼痛较剧,弯腰受限明显。

患者的自诉症状有:

"我的腰部和屁股都痛,感觉到大腿后侧都麻麻的。"

"我的腰痛连着臀部和大腿后侧,下蹲、弯腰都困难。"

三、查体及特殊检查

(一)查体

1.触诊:患者髂嵴中点及其下方压痛,可有胀痛或麻木感,并向同侧大腿后方放射,局部可触及条索。

2.直腿抬高试验多为阴性,无神经根受累征。

(二)特殊检查

影像学检查多无明显异常。

四、局部解剖

臀上皮神经是腰部脊神经后支后外侧支的合成纤维束,主要是腰1～腰3神经后支的外侧支,其穿出横突间韧带骨纤维孔之后,行走于横突的背面,经横突间沟穿过起于横突的肌肉至其背侧下行,过髂嵴"入臀点",分布于臀部上外侧及股骨大转子区皮肤。

五、特色治疗技术

(一)针刀疗法操作技术

1.**体位**:患者取俯卧位,腹部垫一薄枕,两臂自然下垂,充分暴露腰部。

2.**定点**:于竖脊肌与髂嵴交界处区域选取压痛明显处或条索处,大多数压痛点位于髂嵴中点或其下方3cm处,定点并标记。

3.**常规消毒**,铺巾。

4.**定向**:针刀与皮肤垂直,刀口线平行身体纵轴。

5.**操作技法**:刀口线与神经纤维走行方向一致,垂直于皮肤,快速刺入。针刀直达骨面,纵行疏通剥离,手下有松动感即可出针。

【经验纪要】

操作时,患者感到局部酸痛、胀痛,手下有阻力感,滞刀感明显。如患者病程长,可在针刀结束时,拔罐1次。

(二)注射疗法操作技术

1.**体位**:患者取俯卧位,腹部垫一薄枕,两臂自然下垂,充分暴露腰部。

2.定点:于竖脊肌与髂嵴交界处区域选取压痛明显处或条索处,大多数痛点位于髂嵴中点或其下方3cm处,定点并标记。

3.常规消毒,铺巾。

4.操作技法:术者于压痛最明显处穿刺、进针并注入药液。常用复方倍他米松0.5ml+1%利多卡因3ml药液注射。

【经验纪要】

患者如仍有疼痛,可在3周后再做1次注射。

第二节 臀中皮神经卡压综合征

一、概述

臀中皮神经卡压综合征,是指由骶髂部韧带劳损(尤其是骶髂后长短韧带)、肌肉及筋膜损伤引起臀中皮神经受到卡压、刺激,进而造成臀内侧部疼痛或骶部疼痛为主的一类综合征。文献虽鲜有报道,但却是引起骶臀部疼痛的主要原因之一。本病以慢性劳损多见,发病缓慢,病势缠绵,反复发作,急性发病较少,多有外伤史,患部呈刀割样疼痛,甚至伴有肌肉痉挛。

二、症状

主要表现为臀内侧疼痛或骶部疼痛,发病过程缓慢,多因慢性劳损诱发,少部分有扭伤或其他病史。发病特点:遇寒加重,得热则舒,反复发作,病势缠绵,时有髂后上棘或坐骨结节部放射感,日久者局部可触及结节或条索,局部皮肤感觉障碍。

患者的自诉症状有:

"我臀部靠近脊椎那个位置酸痛,姿势不当的时候疼痛就像过电一样。"

三、查体及特殊检查

(一)查体

1.患者臀内侧或骶部局部压痛明显,伴髂后上棘或坐骨结节部放射感。

2.骶髂关节中点外缘可触及皮下结节或条索。

3.病程长者可伴有受累皮神经支配区皮肤感觉减退、感觉过敏等,无运动障碍。

(二)特殊检查

一般行X线或MRI检查,可排除器质性病变。

四、局部解剖

臀中皮神经由骶神经后外侧支组成,自骶后孔穿出后,向外侧走行于骶髂后短韧带与多裂肌之间,在骶骨外侧缘处合成神经干,神经干向外下走行,跨越骶髂关节及骶髂后短韧带背面,穿由骶髂后长韧带形成的韧带隧道。出隧道后,臀中皮神经分为2~3支,穿经臀大肌内侧缘浅出至皮下支配臀区内侧部皮肤。神经迂曲部位及其穿经骶髂后长韧带隧道的出入口是臀中皮神经易发生卡压的部位。

五、特色治疗技术

(一)针灸疗法操作技术

1.体位:患者取俯卧位。

2.选穴:选取骶臀部阿是穴。

3.操作技法:选取阿是穴,垂直于皮肤进针,予红外线灯照射,结束后拔罐5 min。

【经验纪要】

针灸疗法适用于症状较轻者;针刺时必须准确定位阿是穴或压痛点,可采用一穴多针的方式加强局部针刺或松解的效果;一般1日1次,5~7次为一个疗程。

(二)针刀疗法操作技术

1.体位:患者取俯卧位。

2.定点:寻找骶臀部结节、条索、张力高、敏感压痛点等卡压反应点,定点并标记。

3.定向:垂直于压痛点皮肤刺入。

4.常规消毒,铺巾。

5.操作技法:术者左手定点,右手持针,于平行皮神经走行方向进行多点松解,穿过深筋膜层即可,如局部存在条索,可在针刀平行包块的轴线方向行线式松解;如局部有痛性结节,可行多点式松解3~5刀。松解过程中,如患者感觉局部酸、麻、胀、重,有时可放射至臀横纹以下。松解后,按压局部,疼痛减轻或消失即可出针。

【经验纪要】

a.针刀疗法适用于症状较重者。

b.本病松解的主要要点:切割时,必须在同一针口下切割3~4刀,才能切断筋膜松解结节;进针深度以刺破筋膜即可,也就是说刺破张力增高区和正常区交界处即可,防止进针过深而误伤组织;一般1周1次,1~3周为一个疗程。

第三节　臀下皮神经卡压综合征

一、概述

臀下皮神经卡压综合征,是指由臀下皮神经在走行的过程中受到卡压、刺激而引起的臀下至会阴部臀下皮神经支配区域疼痛及感觉异常的一类疾病。不同年龄段均可发病,年轻患者可有外伤史,年老患者多有长期卧床或者慢性劳损病史。临床诊断中注意与腰椎间盘突出症、坐骨结节滑囊炎、骶尾部骨折脱位等相鉴别。

二、症状

常见的症状主要为骶尾部持续性的刺痛、隐痛或钝痛，可向坐骨结节及会阴部放射。严重者可出现臀部肌肉萎缩，甚至需要依靠外力才能坐起，出现站立困难、行走困难等症状。

患者的自诉症状有：

"我上次摔跤后就感觉屁股下面像针扎一样的痛，有时还有点麻。"

"我感觉肛门两边时常隐隐作痛。"

三、查体及特殊检查

(一)查体

患者尾骨两侧或者坐骨结节周围多可触及压痛点，按压压痛点疼痛可向会阴部放射，部分患者局部有结节或条索。

(二)特殊检查

本病无特殊检查，主要靠病史、症状及体征明确诊断。

四、局部解剖

臀下皮神经(S1～S3前支)为股后皮神经发出的臀支，于臀大肌下缘中点处穿出深筋膜，自下而上分布于臀下皮肤。臀下皮神经在多裂肌的深层没有分叉，其相互间联结并与第3骶神经后支及尾神经相结合形成襻，自此襻发出分支，分布于被盖于尾骨部的皮肤处。

五、特色治疗技术

(一)注射疗法操作技术

1.体位:患者取俯卧位,下腹部前方垫一薄枕;或取膝胸卧位。

2.定点:于臀大肌下缘中点压痛明显处进针。

3.常规消毒,铺巾。

4.注射器型号及药物配比:2 ml注射器(6号针头),复方倍他米松注射液0.5 ml+1%利多卡因1 ml。

5.定向:针尖垂直于骨面进针。

6.操作技法:当针尖抵达骨面后稍回退,术者于臀下皮神经穿出深筋膜的位置注射药物,一般不会有明显的阻力。

【经验纪要】

a.该法适用于局部疼痛症状较显著的患者。

b.注射前,需回抽针管,防止针头误入血管内。

c.进针后,若出现明显的局部酸胀感并向坐骨结节和会阴部放射,说明可能刺入臀下皮神经内,需回退后重新穿刺。

(二)针刀疗法操作技术

1.体位:患者取俯卧位,下腹部前方垫一薄枕;或取膝胸卧位。

2.定点:于尾骨两侧或者坐骨结节之间寻找压痛点及条索。

3.常规消毒,铺巾。

4.定向:针刀垂直于骨面方向进针。

5.操作技法:术者左手定点,右手持针,使针尖通过皮肤、皮下组织直达深筋膜层,针尖经过深筋膜层后可有较明显的突破感,手下有沉紧涩滞的针感,可在此处剥离、松解2~3刀,待手下无沉紧、涩滞感即可出针。

【经验纪要】

a.该法适用于局部有结节或条索明显的患者。

b.针刀到达深筋膜层后,若出现会阴部放射感,说明可能刺入臀下皮神经,勿在此处松解,以防损伤臀下皮神经。

c.进针深度可因患者局部脂肪、肌肉厚度的不同而有所差异,松解时针尖的方向可因结节或条索的位置而发生变化。

d.两次针刀治疗之间间隔7～10天。

第四节　梨状肌综合征

一、概述

梨状肌综合征,是指因梨状肌解剖变异、外伤或劳损等导致梨状肌损伤、痉挛、变性等而致坐骨神经梨状孔出口狭窄,进而牵拉、压迫、刺激坐骨神经、骶丛神经及臀部血管并引起以坐骨神经痛为主要症状的一类临床症候群。本病是干性坐骨神经痛常见的原因之一。

二、症状

多数患者有外伤、慢性劳损或受凉史,臀部及大腿后侧放射痛,严重者可有"刀割样"或"烧灼样"疼痛,夜不能寐。

患者的自诉症状有:

"我的臀部后侧跳着痛,走路时加重,大腿后侧和小腿也都痛。"

"我的臀部和整条腿都痛,腿好像短了一截,走路有点瘸,不能用力。"

三、查体及特殊检查

(一)查体

1.触诊梨状肌局部紧张、压痛,坐骨神经走行路径压痛。

2.直腿抬高试验抬高小于60°时,疼痛明显;抬高超过60°时,疼痛反而减轻;梨状肌紧张试验阳性。

3.小腿外侧皮肤感觉过敏或减退,腱反射可有改变。

(二)特殊检查

1.早期肌电图检查可无异常。

2.X线检查多无明显异常。

3.MRI检查可见患侧梨状肌较对侧增厚、明显肥大,局部结构紊乱,同周围组织结构分界不明显,T1WI序列图像为等低信号,T2WI、SPAIR序列图像呈高信号,可见部分混杂信号,坐骨神经受压、增粗,近梨状肌段信号增强,穿行于梨状肌段显示不清。

4.肌骨超声检查可见梨状肌较对侧增大、增厚,包膜增厚、不光滑,梨状肌下孔相应变窄,坐骨神经受压、变形等。

四、局部解剖

梨状肌大部分起自小骨盆的内面,始于第2、3、4骶椎的前面,穿过坐骨大孔出骨盆进入臀部,止于股骨大粗隆尖,形如梨状。梨状肌将坐骨大孔分隔为上下二孔。梨状肌上孔有臀上神经及臀上动静脉通过;梨状肌下孔有坐骨神经、股后皮神经、臀下神经、阴部神经及臀下动静脉通过。当梨状肌发生痉挛、变性、增粗时,可造成梨状肌上下二孔狭窄,进而使上述神经、血管受压并产生反应性神经炎,出现相应的临床症状及体征。约85%的坐骨神经从梨状肌下方穿出骨盆,另有少数结构变异者的坐骨神经直接从梨状肌中穿出。

五、特色治疗技术

(一)针刀疗法操作技术

1.体位:患者取俯卧位,腹部垫一薄枕,充分暴露腰部。

2.定点:先标记髂后上棘与尾骨尖连线中点、大转子顶点,取上述两点连线的中内1/3处,定点并标记。

3.常规消毒,铺巾。

4.定向：针刀与皮肤垂直，刀口线平行身体纵轴。

5.操作技法：刀口线与臀大肌纤维走行一致，针刀与皮肤垂直，快速刺入皮肤，至皮下组织。过臀大肌后，缓慢抵达硬韧的梨状肌，纵行疏通、剥离2～3刀，然后调转刀口线90°切割梨状肌2～3刀，手下有松动感即可出针。

【经验纪要】

a.针刀疗法定位要准确。

b.操作时，术者动作要轻柔。如患者出现下肢窜麻感，应调整针刀位置，避免损伤坐骨神经；坐骨神经痛走行路径局部压痛点明显时，也可行针刀松解。

（二）注射疗法

医生于患者梨状肌压痛点最明显处进针，缓慢探及梨状肌，若下肢有窜麻感，应调整进针位置再注入药液。常用复方倍他米松1 ml+0.5%利多卡因3 ml局部注射。如仍有疼痛，可于3周后再做1次注射。

第五节　臀中肌劳损

一、概述

臀中肌劳损，又称臀中肌综合征，是由各种原因引起臀中肌慢性劳损且以臀部及大腿外侧疼痛等为主要表现的一类综合征。

二、症状

患者以臀中肌处酸痛为主，活动及静止时均有痛感，劳累或受凉后症状加重，可向大腿后外侧放射，少数患者有小腿不适或伴有肢体发麻。

患者的自诉症状有：

"我的臀部酸痛得厉害，早晨起来时疼痛得最明显。"

"我的臀部和大腿外侧都痛，我向外侧伸腿或者向后伸腿时疼痛明显。"

三、查体及特殊检查

（一）查体

1.触诊：患者臀中肌区压痛明显，局限性肌紧张或痉挛，可触及痛性结节、条索等，按压时可复制与平时相似的局部疼痛及下肢放射痛。

2.抗阻内旋试验阳性，直腿抬高试验可有臀部及大腿疼痛，直腿抬高加强试验阴性。

（二）特殊检查

1.X线检查多无明显异常。

2.MRI检查可见臀中肌肌纤维局部变薄、萎缩，可有脂肪沉积的信号。

四、局部解剖

臀中肌起于髂骨翼外侧，其前2/3肌束呈三角形，后1/3为羽翼状，向外下走行，止于大转子的外面及其后上角，臀中肌深面为臀小肌，起于臀上线及臀下线之间，止点同臀中肌，有人认为其是臀中肌的一部分。

五、特色治疗技术

（一）针刀疗法操作技术

1.体位：患者取俯卧位，腹部垫枕，两臂自然下垂，充分暴露臀部；或取健侧卧位。

2.定点：寻找臀中肌附着区压痛点或结节，定点并标记。

3.常规消毒，铺巾。

4.定向:针刀与皮肤垂直,刀口线与臀中肌走行方向平行。

5.操作技法:术者垂直进针直达臀中肌,触及局部结节或者刀口局部有硬韧感,纵行疏通,横行剥离,手下有松动感即可出针,以无菌敷料覆盖针孔。

【经验纪要】

a.针刀操作定点要准而精,一般选取1~2点即可。

b.尽量避免在患者肌腹内反复探查、松解,出针后需按压3~5 min,或嘱患者平卧位局部垫枕3~5 min,防止形成血肿。

c.如梨状肌紧张试验阳性或臀部疼痛加重,可参考梨状肌综合征行局部松解治疗。

(二)注射疗法

医生于压痛点最明显处穿刺,并注入药液。常用复方倍他米松0.5 ml+1%利多卡因1.5 ml药液注射。如仍有疼痛,可于3周后再做1次注射。

第六节　骶髂关节劳损

一、概述

骶髂关节劳损,是指腰骶部因长期慢性劳损、退变、急性损伤等导致骶髂关节区域疼痛或酸胀,伴或不伴腹股沟、下肢等部位疼痛。本病易与强直性脊柱炎、股骨头坏死、第3腰椎横突综合征等疾病相混淆。

二、症状

主要表现为下腰痛,多为胀痛、酸痛或麻木等,严重者不能翻身,可放射至臀部及腹股沟区,走路、转身时疼痛加重,健侧卧位时症状可缓解。

患者的自诉症状有:

"我的臀部胀痛，走路时加重，转身时痛得厉害。"

"我的下腰部疼痛，僵硬得很，有时候大腿根部和内侧也痛。"

三、查体及特殊检查

(一)查体

患者骶髂关节处压痛，一般无坐骨神经痛症状，"4"字试验阳性，两侧髂嵴不等高，部分患者可有脊柱侧弯。

(二)特殊检查

1.X线或骶髂关节CT可无明显异常。

2.部分患者两侧骶髂关节间隙不等宽或患侧增宽，关节面排列紊乱。

3.病程长者可见骶髂关节上或下关节部位有增生像及关节面硬化。

四、局部解剖

骶髂关节由骶骨、髂骨耳状关节面互相交错组成，在结构上属滑膜关节，其周围韧带有骶髂骨间韧带、骶髂后韧带、骶髂前韧带、骶结节韧带和骶棘韧带。一般认为，其后侧由腰4~骶3脊神经后外侧支支配，前部由腰3~骶2神经支配。

五、特色治疗技术

(一)针刀疗法操作技术

1.体位：患者取俯卧位，腹部垫一薄枕，充分暴露腰骶部。

2.定点：于骶髂关节局部压痛点，定点并标记。

3.常规消毒，铺巾。

4.定向：针刀与皮肤垂直，刀口线与骶髂关节平行。

5.操作技法:术者在患者骶髂关节间隙压痛点进针,针刀垂直进入皮下后,调整刀体向外侧倾斜50°刺入,直达骶髂关节后间隙,纵行切开骶髂关节后韧带3~5刀,手下有松动感即可出刀。

(二)温针灸

患者取俯卧位,腹部垫一薄枕,标记骶髂关节局部压痛点,常规消毒,取0.30mm×75mm针灸针,垂直刺入皮下后,使针尖向外侧倾斜50°刺入骶髂关节,得气后,辅以艾柱灸或艾盒灸治疗30min。

【经验纪要】

a.针刺需达骶髂关节间隙内。

b.艾灸以局部温热为度,避免发生烫伤。

(三)注射疗法

医生于压痛点最明显处进针,至骶髂关节间隙内,注入药液。常用复方倍他米松0.5ml+1%利多卡因1~2ml药液注射。如患者仍有疼痛,2周后再做1次注射或联合针刀疗法。

(四)手法治疗

在上述治疗基础上,根据分型选择手法治疗,如屈髋屈膝压髋法、俯卧单髋过伸肘压法。此处不再赘述。

第七节　髂胫束劳损

一、概述

髂胫束劳损,又称髂胫束综合征及髂胫束摩擦综合征,是指因各种原因导致的髂胫束与股骨髁反复摩擦而致的以膝关节外侧疼痛为主要症状的一类疾病,是跑步者最常见的损伤之一。

二、症状

大多数患者临床症状为髌骨外侧屈伸及上下楼时疼痛。

患者主诉症状有："我的膝盖外侧及大腿外侧疼痛,按压的时候疼痛更明显了。"

"我的膝盖外侧平时走路不痛,一跑步疼痛就会发作。"

三、查体及特殊检查

(一)查体

1.患者股骨外上髁局部轻度肿胀、压痛,伸屈膝时髂胫束滑过股骨外上髁就会疼痛。

2.Noble试验及Ober试验阳性。

(1)Noble试验:患者取仰卧位,患侧髋关节屈曲,医生首先用拇指在患者股骨外上髁施加压力,然后将膝关节从90°屈曲伸展至0°。如果患肢在伸展至30°时发生疼痛,则为Noble试验阳性。

(2)Ober试验:患者取健侧卧位,患侧屈髋屈膝,医生站立于患者身后,一手固定其骨盆,另一手握住患肢踝部,将患侧髋关节外展、后伸,再放松握踝之手,让患肢自然下落。若患肢可以被动地维持在外展位,则为Ober征阳性。

(二)特殊检查

1.X线检查多无异常。

2.MRI检查局部可出现水肿及滑囊炎的征象,股骨外侧髁局部可出现水肿带及骨坏死信号,髂胫束可不增粗。

3.肌骨超声可见软组织水肿、肿胀及积液。

四、局部解剖

髂胫束位于阔筋膜的外侧部,外形呈扁带状,起自髂嵴前份的外侧,其上部为两层,包裹阔筋膜张肌,下部为上述两层愈合而成,形成上宽下窄的腱性结构,远端跨过股骨外侧髁,止于胫骨外侧髁。髂胫束在屈膝30°位时,紧绷于股骨外上髁。

五、特色治疗技术

(一)针刀疗法操作技术

1. 体位:患者取健侧卧位,患侧屈膝30°,充分暴露股骨外侧及膝关节。

2. 定点:标记压痛点。

3. 常规消毒,铺巾。

4. 定向:针刀与皮肤垂直,刀口线平行身体纵轴。

5. 操作技法:术者于胫骨外侧及股骨外侧髁痛点垂直进针,达骨面,纵行疏通,横行剥离,手下有松动感即可出针。髂胫束走行区痛点可行"十"字形切开、松解。

【经验纪要】

a. 针刀松解时,以横行剥离2~3刀为宜,避免过度松解。

b. 部分患者术后3天内可能会出现局部一过性疼痛加重。

(二)注射疗法操作技术

1. 体位:患者取健侧卧位,患侧屈膝30°,充分暴露股骨外侧及膝关节。

2. 定点:标记压痛点。

3. 常规消毒,铺巾。

4. 操作技法:常用复方倍他米松0.5ml+1%盐酸利多卡因注射液2.5ml。术者沿标记点垂直穿刺进针,向阿是穴快速进针至髂胫束内,回抽无血后,向压痛点及周围缓慢浸润注入1~2ml药液,使药液均匀浸润至痛点组织。如患者仍有疼痛,可于3周后再做1次痛点注射。

第八节 股外侧皮神经卡压综合征

一、概述

股外侧皮神经卡压综合征,是指股外侧皮神经在走行过程中由于各种原因受到压迫、牵拉等刺激而出现的以大腿前外侧疼痛、麻木、高度敏感等感觉异常为表现的一类疾病。除外伤、受凉等因素外,本病的发生还与肥胖、衣着过紧、妊娠及糖尿病等其他因素有关。

二、症状

大部分患者主诉患侧大腿前外侧针刺或灼烧样疼痛、麻木或痛觉过敏,活动后症状加重,严重者行走时患侧髋关节屈曲不敢伸直,休息或屈髋位休息可减轻症状。

患者的自诉症状有:

"我大腿前外侧疼痛,走路后更痛,休息后就会好一点。"

"我大腿前外侧麻木,走路没劲。"

三、查体及特殊检查

(一)查体

1.患者大腿前外侧感觉较健侧减退,有麻木感,针刺觉减退。

2.被动后伸髋关节时,症状加重;股四头肌肌力和腱反射正常,久病者可有股四头肌萎缩。

3.典型患者按压痛点可诱发与患者病史所述相同的症状。

(二)特殊检查

一般X线检查可排除腰椎、骨盆病变。

四、局部解剖

股外侧皮神经来自腰2、腰3神经前支后股,是单纯的感觉神经,在腰大肌外缘越过旋髂深动静脉,经髂前上棘内侧穿过腹股沟韧带下后方,穿过缝匠肌和阔筋膜后分布于大腿外侧面皮肤,其下端可达膝关节附近。

五、特色治疗技术

(一)注射疗法操作技术

1.体位:患者取仰卧位,患肢外展45°。

2.定点:标记髂前上棘内下方压痛点。

3.常规消毒,铺巾。

4.注射器型号及药物配比:2 ml注射器(7号针头),复方倍他米松注射液0.5 ml+1%利多卡因0.5 ml。

5.定向:注射器与皮肤垂直。

6.操作技法:术者采用逐层浸润,边注射边注意回抽。患者如出现麻痛感,疗效最好。

【经验纪要】

a.本病治疗成功及降低复发率的关键在于准确定位。

b.针体角度不可过于向下倾斜,防止损伤其他组织;必要时可于3周后再治疗1次。

(二)针刀疗法操作技术

1.体位:患者取仰卧位。

2.定点:标记髂前上棘内下方压痛点(可诱发大腿外侧窜麻感最佳)。

3.常规消毒,铺巾。

4.定向:刀口线与身体纵轴线垂直。

5.操作技法：刀口线与皮神经、肌纤维方向平行进针，缓慢深入，将刀口与皮神经方向平行，针体与髂嵴平面垂直，直达病所，以患者出现窜麻感为佳，纵行剥离2～3次，横行摇摆松解剥离2～3次，手下有松动感即可出针。若症状减轻或无效，1周后再行小针刀治疗1次，3次未愈建议改用其他方法。

第九节　股骨大转子滑囊炎

一、概述

股骨大转子滑囊炎，是指发生在股骨大转子滑囊的急性或慢性炎症，大部分因步态异常而致臀大肌腱与大粗隆摩擦发病，股外侧的直接外伤相对少见。

二、症状

主要症状为髋关节外侧疼痛，活动后加重。

患者的自诉症状有：

"我的大腿外侧（髋关节外侧）好痛。"

"我最近几个月骑车比较多，感觉大腿外侧好痛，下蹲和爬楼也痛得厉害。"

"我睡觉的时候不能向右侧睡，翻身到右侧（髋关节外侧）有时候就会痛醒。"

三、查体及特殊检查

(一)查体

患者转子部位胀满及后侧凹陷消失，局部压痛，严重者可触及囊性肿物，被动内旋患肢可引起疼痛，慢性炎症时触及局部肿胀、肥厚，如合并髂胫束挛缩,即为"弹响髋"。

(二)特殊检查

X线检查多无异常,少数病程长者可见钙化斑。

四、局部解剖

大转子滑囊位于臀大肌腱与股骨大粗隆之间,呈多房性。

五、特色治疗技术

(一)针刺操作技术

患者取健侧卧位,取压痛点最明显处或滑囊波动感最强处定点。术者取针灸针直刺,可采用围刺或合谷刺法直达滑囊内,提插行针或配合温针灸。

(二)注射疗法操作技术

1.体位:患者取仰卧位,患肢外展,臀部垫高,使髋关节处于屈曲30°~45°或取健侧卧位。

2.定点:痛点最明显处或滑囊波动感最强处。

3.常规消毒,铺巾。

4.注射器型号及药物配比:5ml注射器,复方倍他米松注射液1ml+1%利多卡因1ml。

5.定向:注射器与皮肤垂直。

6.操作技法:术者左手定位,右手持针,将针刺入囊内,可先抽吸囊液,再注入上述配伍药液。

【经验纪要】

a.注射操作时,针体角度不可过于向下倾斜,防止损伤其他组织。

b.注射治疗后,每日于针眼处加压按摩2~3min。

c.本病易复发,建议患者必要时进行手术治疗。

（三）针刀疗法操作技术

1.体位：患者取仰卧位，患肢外展，臀部垫高，使髋关节处于屈曲30°～45°；或取健侧卧位。

2.定点：寻找压痛点最明显处或滑囊波动感最强处，定点并标记。

3.常规消毒，铺巾。

4.定向：针刀与皮肤垂直。

5.操作技法：术者左手固定，右手持针，垂直刺入滑囊内，纵行疏通，横行剥离，或以"十"字形切开滑囊囊壁，手下有松动感即可出针。

【经验纪要】

a.患者日常生活中注意避免受凉及过度活动。

b.有时需将注射疗法与针刀疗法相结合，以提高疗效。

第十节 坐骨结节滑囊炎

一、概述

坐骨结节滑囊炎多发于久坐的中老年人，由于臀部摩擦、劳损、挤压而引起局部炎症，以臀部疼痛为主要临床表现，多为牵扯痛，可向一侧下肢放射，严重者可出现行走困难、无法坐立。

二、症状

大部分患者主诉坐位时，臀下疼痛或不适。

患者的自诉症状有：

"我坐着的时候屁股好痛，站着就舒服多了。"

三、查体及特殊检查

(一)查体

坐骨结节处压痛明显,可触及硬结,有时部位较深,边界不清;部分可触及囊状包块。

(二)特殊检查

可行彩色超声多普勒或MRI检查;病程较长者可做X线检查。

四、局部解剖

坐骨结节滑囊位于坐骨结节与臀肌之间,由疏松结缔组织分化而成,为一密闭的结缔组织扁囊。它的内壁为滑膜,囊内有少许滑液,可减少坐位时骨对滑膜的刺激。

五、特色治疗技术

(一)注射疗法操作技术

1.体位:患者取膝胸位,或取健侧卧屈膝位。

2.定点:寻找压痛点最明显处或滑囊波动感最强处,定点并标记。

3.常规消毒,铺巾。

4.注射器型号及药物配比:5 ml注射器(12号针头),复方倍他米松注射液0.5 ml+1%利多卡因1 ml。

5.定向:注射器与皮肤垂直。

6.操作技法:术者左手定点,右手持针,刺入囊内,注入上述配伍药物,也可先穿刺抽液后再行注射治疗。

(二)针刀疗法操作技术

1.体位:患者取膝胸位,或取健侧卧屈膝位。

2.定点:寻找压痛点最明显处或滑囊波动感最明显处,定点并标记。

3.常规消毒,铺巾。

4.定向:针刀与皮肤垂直。

5.操作技法:术者左手固定,右手持针,垂直刺入滑囊内,纵行疏通,横行剥离,或"十"字形切开滑囊,手下有松动感即可出针。

【经验纪要】

a.术后告知患者避免受凉及久坐。

b.对病情顽固者,可予注射疗法与针刀疗法相结合,以提高疗效。

(三)针刺疗法操作技术

患者取俯卧位,寻找坐骨结节压痛点。术者左手呈"八"字按压于压痛点,取0.30 mm×75 mm针灸针,也可采用"一穴双针"刺法或合谷刺法,直达骨膜,右手持针尾,防止左手离开时针被带出,还可配合温针灸治疗。

第十一节　股骨头缺血性坏死

一、概述

股骨头缺血性坏死,又称股骨头无菌性坏死,指因股骨头静脉瘀滞、动脉血供受损或中断而致骨细胞及骨骼成分部分死亡,进而引起骨组织坏死及随后发生的修复导致股骨头结构改变及塌陷,最终导致髋关节疼痛及功能障碍的一类疾病。引起股骨头缺血性坏死有多种原因,包括创伤、激素应用、减压病、酒精、再生障碍性贫血等。本病可发生于任何年龄,男性患病率高于女性。

二、症状

本病起病较隐蔽,患者疼痛部位大多位于髋关节周围,也可在大转子、臀后部,偶尔伴有膝关节痛。疼痛可为间歇性或持续性,开始时酸痛、胀痛,活动后疼痛加重,之后出现刺痛、夜间痛及休息痛,后期出现跛行、髋关节活动受限或僵硬。

患者的自诉症状有:

"我1年前股骨颈骨折,做了手术,现在我大腿根子疼得厉害。"

"我大腿根子反复地疼痛了好久,休息就会好一些,最近我走路开始瘸了,二郎腿也翘不起来了。"

三、查体及特殊检查

(一)查体

1.患者可有跛行。

2.髋关节活动受限,腹股沟中点或髋关节周围压痛明显,"4"字试验阳性,足跟部轴向叩击痛阳性。

3.病程长者可见肌肉萎缩,股骨头塌陷后可出现下肢不等长。

(二)特殊检查

1.X线检查为常规检查。

2.MRI检查敏感性优于骨核素扫描和CT及X线检查,MRI应作为早期检查诊断骨坏死的主要手段。

四、局部解剖

股骨头的血供有3支:其一是股骨头圆韧带动脉;其二是支持带血管,来自旋股内外侧动脉,支持股骨头绝大部分血供;其三是股骨干滋养动脉,一般认为只到股骨颈,与股骨头血管吻合少。从正常股骨头血管的解剖可以看出,股骨头的血流循环呈网状,且为多支血管供应,任何原因引起的血供障碍特别是支持带血管均可导致股骨头的缺血性坏死。

五、特色治疗技术

(一)针刀疗法操作技术

1.体位:患者取平卧位时,定点关节囊前侧点、关节囊外侧点;患者取健侧卧位时,定位关节囊后外侧点、股方肌股骨止点;患肢"4"字位时,定位内收肌腱耻骨支止点。

2.定点:

(1)关节囊前侧点:腹股沟韧带与股动脉搏动处的交点向下向外2~3cm。

(2)关节囊外侧点:股骨大转子体表最高点向上1~1.5cm。

(3)关节囊后外侧点:髂后下棘与大转子外侧下缘点连线的中外1/3交界点。

(4)内收肌腱耻骨支止点。

(5)股方肌股骨止点。

3.常规消毒,铺巾。

4.定向:针刀与皮肤垂直。

5.操作技法:

(1)关节囊各点:术者左手固定,右手持针,垂直刺入经关节囊后达骨面,回退针刀至关节囊外,沿关节囊松解呈线形松解4~5刀。

(2)内收肌腱及股方肌止点,垂直刺入、松解股方肌及内收肌,沿肌腱垂直切割3~4刀松解紧张的肌腱。

【经验纪要】

a.本病的关键在于早期诊断、早期干预治疗。对于股骨头未塌陷的患者均可行针刀治疗,能够减轻囊内压力、缓解疼痛、改善血液循环;对于晚期患者,不建议行针刀治疗。

b.术者必须掌握局部解剖结构,谨慎进针,避免损伤血管、神经。

c.松解内收肌止点时,嘱患者做内收大腿的动作,术者以左手感知松解时手下有无落空感。术后观察患者髋关节外展功能是否得到改善,必要时再次松解。

d.疗程一般1～2周1次,3次为一个疗程;如症状无缓解,不建议继续治疗。

e.嘱患者术后拄双拐行走至少半年,指导患者扶拐上下楼及进行股四头肌功能锻炼;应减轻体重、戒烟戒酒,以及治疗基础疾病如高脂血症、糖尿病等。

(二)中药治疗

股骨头缺血性坏死,中医称为"骨蚀""骨痹",中药治疗适用于Ⅰ期、Ⅱ期患者,或作为Ⅲ期、Ⅳ期的配合治疗。

1.气滞血瘀型:常见于青壮年创伤后股骨头缺血性坏死。症见髋部疼痛,夜间痛剧,刺痛不移,关节屈伸不利,舌暗或有瘀点,脉弦或沉涩;治宜行气止痛、活血祛瘀;方用身痛逐瘀汤加减。

2.痰湿型:多见于长期大量服用激素或平素嗜酒、过食肥甘引起的股骨头缺血性坏死,病程日久可兼肾阳、肾阴亏损。症见髋部沉重疼痛,痛处不移,关节漫肿,屈伸不利,肌肤麻木,形体肥胖,苔腻,脉滑或濡缓;治宜清利湿热、活血祛瘀;方用四妙散加减。

3.肝肾不足型:症见髋痛隐隐,绵绵不休,关节强硬,伴心烦失眠,口渴咽干,面色潮红,舌红,脉细数;治宜填精补阴、强壮筋骨,佐以活血祛瘀;方用左归丸加减。辨证选用中药后,患者一般服用3～6个月,定期复查肝肾功能。

第十二节　股内收肌劳损

一、概述

股内收肌劳损,又称股内收肌综合征,是指股内收肌群由于牵拉或挫伤引起内收肌群肌纤维受损而出现以大腿内侧疼痛、下肢功能障碍等为主要表现的一类疾病。

二、症状

大多数患者有大腿外展、外旋位损伤史或者慢性劳损史,大腿根部疼痛,尤以耻骨部疼痛为甚,可伴有膝关节内侧疼痛。

患者的自诉症状有:

"自从上次骑马受伤后,我大腿内侧一直在痛。"

"我平时练习劈腿动作时,大腿内侧经常疼痛,我盘腿坐的时候疼痛特别明显。"

三、查体及特殊检查

(一)查体

1.患者内收肌僵硬,可触及条索。

2.大腿内侧、耻骨部疼痛压痛。

3.股内收肌抗阻试验阳性,患肢"4"字试验阳性。

(二)特殊检查

1.X线检查多无阳性发现,老年患者须排除髋部的骨关节炎。

2.MRI评估软组织和骨性结构,排除腹股沟疼痛的其他原因。

3.超声可观察到肌腱、韧带等结构,可判断肌肉损伤的范围和位置,以及有无血肿形成。

四、局部解剖

内收肌包括长收肌、短收肌、大收肌、股薄肌和耻骨肌,共同起于耻骨支到坐骨结节,呈扇形向外走行止于股骨内嵴及膝关节大范围区域;其中股内收肌群位于大腿内侧最浅层,为股薄肌,其下方为耻骨肌、长收肌、短收肌、大收肌。大收肌起于闭孔下缘及坐骨结节处,余均起于耻骨上下支及耻骨梳部;止点除股薄肌止于胫骨粗隆内下方,耻骨肌在股骨小转子后下方,其余均止于股骨粗线。内收肌群受股神经及闭孔神经支配。

五、特色治疗技术

(一)针刀疗法操作技术

1.体位：患者仰卧，取屈髋屈膝外展位。

2.定点：腹股沟韧带下方触及股动脉并以红色标记，定点患侧耻骨局部痛点，并以黑色记号笔标记。

3.常规消毒，铺巾。

4.操作技法：刀口与人体纵轴线平行刺入，针刀达耻骨骨面后，进刀及运刀方向与内收肌群走行一致，在病灶处切割、疏通、剥离2～3刀，手下有松动感即可出针，术毕贴无菌敷贴。

【经验纪要】

a.操作过程中，针刀不可离开骨面，以免损伤腹部脏器组织。

b.术后局部按压5 min，术后24 h保持局部干燥。

(二)注射疗法

患者体位同上，术者取7号长穿刺针垂直进针，直达耻骨骨面，回抽无血后做扇形局部注射。注射药液为1%利多卡因4 ml+复方倍他米松0.5 ml。如患者仍疼痛，可于3周后再作1次注射。

第十三节　骶尾部劳损

一、概述

骶尾部劳损，是指因外伤、慢性劳损等导致骶骨、尾骨及周围软组织损伤而出现的一类慢性疼痛性疾病。

二、症状

患者主要表现为尾骨部钝痛、隐痛或烧灼痛,有时可向臀部及腰骶部扩散。急性发病多有外伤史,行走、咳嗽、性生活、排便时及尾骨尖端受压后症状可加重。部分患者可有骶尾部异样感,如肛门内异物存在感或里急后重感。

患者的自诉症状有:

"自从上次一屁股跌坐到地上以后,我屁股就痛得坐不住,只能侧着身坐。"

"自从生完孩子以后,我就不能久坐了。"

"我坐稍微硬一点的凳子,屁股这里好像针扎得一样痛。"

三、查体及特殊检查

(一)查体
骶尾部压痛,坐位可诱发疼痛加重。

(二)特殊检查
有外伤史者需行X线检查,以排除骨折、脱位等。

四、局部解剖

成年人的骶椎和尾椎形成骶尾关节,无椎间盘结构,呈缝隙性结合,尾椎有3~5个,由纤维软骨连结。骶尾连接的韧带包括骶结节韧带、骶棘韧带及骶尾背侧腹侧韧带。

五、特色治疗技术

(一)针灸疗法操作技术
取穴:选取阿是穴、百会穴、鱼际穴、人中穴。

可行局部针刺、刺血、火针、灸法及围刺。治疗时,注意避免发生烫伤及治疗后保持局部清洁、干燥。

(二)注射疗法操作技术

1.体位:患者取侧卧屈髋屈膝位。

2.定点:标记压痛点。

3.常规消毒,铺巾。

4.注射器型号及药物配比:2 ml注射器(6号针头),复方倍他米松注射液0.5 ml+0.5%利多卡因1 ml。

5.定向:垂直穿刺。

6.操作技法:术者将穿刺针刺入至骶尾部骨膜后,稍退针1~2 mm,分散注入药液,术毕贴无菌敷贴。

【经验纪要】

a.术者指切进针,注射器针头达骨膜或韧带后再注射药物。

b.可先注射局麻药,待患者症状缓解后,再注射上述药物。

(三)针刀疗法操作技术

1.体位:患者侧卧,取屈髋屈膝位。

2.定点:标记压痛点。

3.常规消毒,铺巾。

4.定向:垂直进针。

5.操作技法:术者指切进针,4号针刀可直达骨面或病所,此时患者可有明显的酸胀感,纵行切割2~3刀,横向剥离2~3刀,出针,术毕贴无菌敷贴。

【经验纪要】

a.术后需局部按压2~3 min,防止血肿形成。

b.术后48 h可进行温水坐浴或中药熏洗。

c.可配合运动训练盆底肌肉及臀周肌肉。

d.避免久坐,坐位时使用气圈或U型垫。

第十章　膝　部　疾　病

第一节　膝关节骨性关节炎

一、概述

膝关节骨性关节炎,是指由膝关节软骨退行性改变及软骨下骨反应性增生引起关节疼痛甚至功能丧失的一类疾病。本病涉及整个关节,包括软骨下骨、韧带、关节囊、滑膜及关节周围肌肉。本病通常随着年龄的增长而加重,是中老年人最常见的致残因素。

二、症状

膝关节疼痛是该病最常见的症状,尤其是在活动时,初期疼痛为间歇性,后期为持续性,劳累及夜间症状加重,膝关节活动受限,甚至出现跛行。部分患者可出现膝关节积液和交锁现象,晚期可见关节畸形。

患者自诉症状有:

"我上下楼梯的时候,膝盖里面痛,还经常腿打软。"

"我每天早上起来膝关节僵硬得很,需要活动一会,才能好一些,关节里经常有响声。"

"我的膝盖又肿又痛,走不了几步路,不敢下蹲,连上厕所都很困难。"

三、查体及特殊检查

(一)查体

1.肿胀:患者膝关节肿胀,严重者可出现浮髌试验阳性。

2.压痛:膝关节周围压痛,以膝关节内侧更多见;髌骨摩擦试验阳性。

3.关节屈伸活动受限。

4.股四头肌萎缩,严重者可出现膝关节畸形、下肢负重力线改变。

(二)特殊检查

1.X线检查可见膝关节间隙狭窄、软骨下骨硬化和/或囊性变、关节缘骨赘形成。

2.MRI检查是骨性关节炎最佳的检查方法,MRI上不仅可观察到骨质增生、囊变等,还可以观察软骨病损并可进行分级,半月板损伤、关节积液、滑膜增生及肌腱、韧带、周围软组织等病变情况亦可被观察到。

四、局部解剖

膝关节的关节骨性结构由股骨、胫骨、髌骨组成。关节周围的肌肉韧带包括股四头肌髌腱、股二头肌、半腱肌、半膜肌及内侧副韧带、外侧副韧带,它们共同起到保护膝关节的作用,并且使膝关节能够屈伸。半月板能够起到缓冲的作用,可减少膝关节软骨的损伤,进而可预防骨性关节炎的发生。前交叉韧带起于股骨外侧髁内侧面的后部,止于胫骨髁隆起的前方;后交叉韧带起自股骨内侧髁外侧面的前部,止于胫骨髁隆起的后侧,可维持膝关节往前和往后的稳定性。关节内滑液对周围的组织起到营养的作用,并且能够保持关节之间的润滑。

五、特色治疗技术

(一)第一阶段治疗

第一阶段可采取针灸、推拿、中药熏洗及口服非甾体抗炎药、氨基葡萄糖等综合治疗,并配合运动疗法。

运动疗法

可进行抗阻力屈伸配合等长收缩练习。抗阻力屈伸主动练习5~10min。股四头肌等长收缩练习:膝关节0°位,收缩10s后放松10s,重复10次为1组练习,一共5组,组间休息1min。

【经验纪要】

a.运动疗法应贯彻整个治疗过程。

b.针刺、推拿以膝关节周围压痛点(阿是穴)为主,辅以常规腧穴,也可采用下肢肌筋膜触发点取穴。

c.少数患者表现为膝关节后侧疼痛,对此类患者进行针刺、推拿应取后侧压痛点为主。

(二)第二阶段治疗

第一阶段治疗1周后,如疗效不佳,可加用针刀松解术。

针刀松解术操作方法

1.体位:患者取仰卧或俯卧位。

2.定点:在膝关节周围寻找压痛点,大多数压痛点位于膝关节内下方,定点并标记。

3.常规消毒、铺巾。

4.定向:刀口线沿肌纤维平行方向。

5.操作技法:术者左手定点,右手持针加压刺入压痛点,以纵行疏通剥离为主,辅以横行剥离。有硬结者,可视病灶大小切割3~5刀,手下有松动感即可出针,术毕贴无菌敷贴。

【经验纪要】

a.髌骨周围软组织相对薄弱,针刀操作切忌粗暴。

b.于关节囊后侧操作针刀时,要避开神经及血管,术者可在超声引导下进行。

(三)第三阶段治疗

对于膝关节屈伸活动受限明显、下蹲困难或关节滑膜炎性水肿明显、肿胀反复不退者,可行关节腔注射(可联合玻璃酸钠注射)。

关节腔注射疗法操作技术

1.体位:患者取仰卧位,膝下垫枕。

2.定点:选取髌骨下方髌韧带内侧或外侧关节间隙(即内外膝眼)标记。

3.常规消毒、铺巾。

4.注射器型号及药物配比:5 ml注射器(7号针头),复方倍他米松注射液1 ml+1%利多卡因4 ml(或玻璃酸钠注射液2.5 ml)。

5.定向:标记点向膝关节腔方向。

6.操作技法:术者左手定点,右手持针,穿刺满意且回抽无血后,推入配伍药液。若患者下蹲困难,嘱其即刻做下蹲动作,每天数次,坚持2周。

【经验纪要】

a.注射疗法需严格无菌操作,注射后即刻进行屈伸功能锻炼,可根据病情需要重复注射治疗。

b.经保守治疗无效或治疗后症状仍严重者,可行关节置换术。

c.每个阶段的治疗,不是必然分开的而是有机结合的。在第一阶段治疗中,若患者疼痛明显、压痛点明确,可直接采用第二阶段治疗;若患者水肿明显、膝关节活动受限,可直接采用第三阶段治疗。

第二节 髌韧带劳损

一、概述

髌韧带劳损,是指髌韧带因膝关节长期反复屈伸活动牵拉或急性损伤未得到有效的治疗而产生的以膝关节前下方疼痛、酸软、无力为主要症状的慢性积累性损伤。

二、症状

主要症状为膝关节前下方疼痛或酸乏。膝前痛初期为酸胀感,逐渐出现持续性钝痛;膝关节疲软无力,走路易感疲劳;半蹲、上下楼梯、下蹲起立、跳跃、踢球可致疼痛,严重时出现行走疼痛。

患者的自诉症状有:

"我最近不敢去打篮球了,起跳、投篮都会感觉膝盖下面的地方疼。"

"最近上厕所都有些困难,半蹲着很难受。"

三、查体及特殊检查

(一)查体

触诊:髌韧带处压痛,晚期可触及髌韧带增粗、钝厚样改变。半蹲位姿势可导致髌骨下端疼痛,仰卧位伸膝时施加阻力可致疼痛加重。严重者可出现患侧股四头肌萎缩。

(二)特殊检查

X线检查可见髌尖延长或脱钙,腱肿大,可有钙化或骨化影。MRI检查可观察到髌腱更细微的异常改变,T2加权相(T2 W)或者T2 W压脂像(FST2 W)有液体信号强度,提示部分髌腱撕裂。

四、局部解剖

髌韧带由股四头肌肌腱延续构成，为白色带状结缔组织。起自髌尖，止于胫骨粗隆及胫骨前嵴，其内外两侧缘分别移行于髌内侧支持带和髌外侧支持带，为全身最强大韧带之一。

五、特色治疗技术

(一)针刀疗法操作技术

1.体位：患者取仰卧位，屈膝60°～70°，膝下垫枕。

2.定点：在髌韧带寻找压痛点及增厚区域标记。

3.常规消毒、铺巾。

4.定向：针刀与皮肤垂直，刀口线与髌韧带纵轴平行。

5.操作技法：术者左手定点，右手持针，与皮肤表面垂直刺入，纵行疏通2～3刀，手下有松动感即可出针。

【经验纪要】

术者使用针刀松解髌韧带痛点或增厚区域，在附着点与韧带的交界处慎用。

(二)注射疗法操作技术

1.体位：患者取仰卧位，膝关节处垫薄枕。

2.定点：在髌韧带寻找压痛点并标记。

3.消毒、铺巾。

4.注射器型号及药物配比：2 ml注射器（7号针头），1%利多卡因0.5 ml+复方倍他米松注射液0.5 ml。

5.定向：垂直皮肤向深部进针。

6.操作技法：针尖快速穿过皮肤组织，触及髌韧带，回抽无血后，将配伍药液注射至压痛点。

【经验纪要】

若疼痛不能缓解,可于3周后重复注射1次,一般不超过3次。

第三节　髌下脂肪垫炎

一、概述

髌下脂肪垫炎,又称Hoffa痛,是指由劳损、外伤或受凉等引起髌下脂肪垫,出现无菌性炎症反应而致膝关节前方疼痛、功能障碍等为主要表现的一类疾病。

二、症状

膝关节前下方肿胀、酸痛不适、畏寒,过度伸膝或主动用力时症状加重,稍微屈膝则症状即可缓解。早期症状较轻时,下楼可见疼痛;症状加重后,上下楼均感疼痛,甚至影响夜间睡眠。

患者的自诉症状有:

"我膝盖前下方好痛,我走路都不敢伸直腿了。"

"我现在穿平底鞋走路膝关节就痛,穿高跟鞋走路反而会好一些。"

三、查体及特殊检查

(一)查体

患侧膝眼部肿胀、压痛,髌骨尖下缘压痛明显,部分可触及皮革样增厚或结节,Hoffa征阳性(患膝屈曲时,按压髌韧带内外侧脂肪垫,再主动伸直膝关节或过伸,膝前部有剧烈挤压痛)。少数患者出现股四头肌萎缩。

(二)特殊检查

1.X线检查一般无明显异常,偶见脂肪垫支架纹理紊乱、部分钙化影。

2.MRI 检查可见髌下脂肪垫形态增大、纤维化,并伴有局部炎症信号。

四、局部解剖

髌下脂肪垫位于膝关节髌骨、股骨髁前方、胫骨髁上方和髌韧带之间的区域,呈不规则的楔形;中心区厚、周缘渐薄,后部由滑膜覆盖并突向关节腔。

五、特色治疗技术

(一)注射疗法操作技术

1.体位:患者取仰卧位,膝关节屈曲 60°,膝下垫枕。

2.定点:在髌骨下方髌韧带两侧寻找压痛点并标记。

3.常规消毒、铺巾。

4.注射器型号及药物配比:2 ml 注射器(7 号针头),1%利多卡因 1 ml+复方倍他米松注射液 0.5 ml。

5.定向:术者将针刀斜向上刺入髌骨下缘后方。

6.操作技法:术者左手定位,将髌骨向下推挤,使髌尖部翘起,以右手进针,快速刺入直抵髌骨下缘后方,稍回退,回抽无血后,推入配伍药液。

【经验纪要】

a.注射疗法需严格无菌操作,注射完成后屈伸膝关节,2 周后可根据病情重复注射治疗。

b.注射疗法可单独使用,也可结合针刀松解同时进行。

(二)针刀疗法操作技术

1.体位:患者取仰卧位,膝关节屈曲 60°,膝下垫枕。

2.定点:将髌骨向下推挤,使髌尖部翘起,并在髌尖下缘和髌韧带两侧寻找压痛点并标记。

3.常规消毒、铺巾。

4.定向:刀口线沿肌纤维平行方向。

5.操作技法:术者左手将髌骨向下推挤,使髌尖部翘起,右手持针,加压刺入压痛点,逐层横向松解,向髌尖松解至髌骨下缘粗面,向髌韧带松解至对侧脂肪垫压痛点,将针刀横向滑动,分离脂肪垫与髌韧带间的粘连后出针。

【经验纪要】

a.针刀操作时,不可进入关节腔;操作完成后,可以屈伸膝关节数次。

b.针刀疗法可单独使用,也可结合注射疗法同时进行。

第四节　退行性半月板损伤

一、概述

退行性半月板损伤,是指因膝关节退变、长期负重磨损导致半月板的完整性、连续性遭到破坏,从而引起膝关节肿胀、疼痛、关节交锁等一系列临床症状。本病多见于40岁以上的人,病情发展缓慢,无急性外伤史,临床上多合并膝骨性关节炎等其他膝关节退行性疾病。

二、症状

患者的主要症状为膝关节局限性疼痛,尤其以下楼、蹲起、跑跳时明显。部分患者因半月板缓冲性能和膝关节稳定性下降出现腿打软的症状。有时可见交锁现象,日久可见股四头肌萎缩。

患者自诉症状有:

"我年轻时候需要半蹲着干活,这两年蹲起时膝关节痛,有时走路感觉膝关节被卡住,需要活动一下才能继续行走。"

三、查体及特殊检查

(一)查体

患者膝关节肿胀,内外侧关节间隙压痛阳性(根据半月板损伤部位),麦氏征阳性,半月板研磨试验阳性,病程长者可见股四头肌萎缩。

(二)特殊检查

MRI是半月板损伤的首选影像学检查方法,灵敏度和特异性在90%～95%。Stoller等人建议将半月板MRI信号分为3个等级:1级,半月板表面保留的高信号结节状半月板;2级,半月板表面保留的高信号线性半月板;3级,高信号延伸至半月板的一个关节面。

四、局部解剖

半月板是介于股骨髁和胫骨平台之间的半月状软骨,其外侧缘较厚,内侧缘较薄,内侧半月板呈"C"形,外侧半月板近似呈"O"形。其横断面呈三角形,外厚内薄,上面稍呈凹形,以便与股骨髁相吻合,下面为平的,与胫骨平台相接。这样的结构恰好使股骨髁在胫骨平台上形成一较深的凹陷,从而增加了膝关节的稳定性。半月板的前后端分别附着在胫骨平台中间部非关节面的部位,在髁间棘前方和后方,这个部位又称作半月板的前角和后角。半月板的血液供应来自于膝内外侧及膝中动脉的分支,这些血管于滑膜及关节囊组织中形成半月板周围毛细血管网供养半月板。

五、特色治疗技术

(一)针灸疗法操作技术

针刺取穴以阿是穴为主,辅以梁丘、血海、足三里、阳陵泉等穴,得气后,配合温针灸,每次30min,7次为一个疗程。

【经验纪要】

注意艾灸的温度,避免发生烫伤。根据内侧或外侧半月板的损伤选穴,犊鼻、梁丘为一组,血海、内膝眼为一组,根据不同的症状,可另取2~4个配穴,每次30min。

(二)注射疗法操作技术

1.体位:患者取仰卧位,膝关节下垫枕。

2.定点:于髌骨下缘、髌韧带外侧约1cm处定点并标记。

3.常规消毒、铺巾。

4.定向:针尖指向关节腔。

5.注射器型号及药物配比:5ml注射器(7号针头),1%利多卡因2.5ml+复方倍他米松注射液1m+玻璃酸钠注射液2.5ml。

6.操作技法:术者左手定点,右手持针,穿刺满意且回抽无血后,分次推入配伍药液。

【经验纪要】

a.关节腔注射需严格无菌操作。

b.如患者膝关节肿胀,可先抽取关节积液,再行注射疗法,可结合针刀松解同时进行。

(三)针刀疗法操作技术

1.体位:患者取仰卧位,膝下垫枕。

2.定点:在膝关节内外侧副韧带周围、髌韧带内外侧寻找压痛点并标记。

3.常规消毒、铺巾。

4.定向:针刀与皮肤垂直,刀口线与肌纤维方向平行。

5.操作技法:术者左手定点,右手持针,针至压痛点纵行疏通,横行剥离,手下有松动感即可出针。出针后,可行膝关节屈伸活动。

【经验纪要】

a.针刀松解并不是针对半月板松解,而是松解膝关节周围软组织的粘连、挛缩,以减轻膝关节内部张应力,改善循环,恢复膝关节周围软组织的动态平衡和力平衡。

b.经保守治疗无效者,应考虑手术治疗。

第五节　鹅足滑囊炎

一、概述

鹅足滑囊炎,是指鹅足肌腱周围滑囊因急性损伤或慢性劳损导致的滑囊无菌性炎症,以膝关节内侧针刺样疼痛为主要临床表现。

二、症状

患者一般无外伤史,主诉膝关节内侧针刺样疼痛,晨轻夜重,起身站立时、半蹲位可诱发疼痛,上下楼时疼痛可加重。膝关节活动受限,可出现轻度跛行。部分患者可见膝关节内侧轻度肿胀,皮温偏高。

患者自诉症状有:

"我的膝关节就在这个地方非常痛(指着膝关节内侧)。"

"我睡觉时,必须夹一个枕头在两腿间,否则膝盖会痛得睡不着。"

三、查体及特殊检查

(一)查体

患者的压痛点位于胫骨近端前内侧,可触及肿胀的滑囊,膝关节屈伸时疼痛明显。

(二)特殊检查

1.X线检查可排除其他疾病。

2.MRI检查排除是否合并内侧副韧带损伤及半月板损伤等其他疾病。

四、局部解剖

鹅足肌腱由缝匠肌、股薄肌和半腱肌的联合腱组成,联合腱以三叉式止于胫骨近端前内侧面,3 条肌腱之间有致密的纤维膜相连,形状酷似鹅掌。鹅足滑囊系位于鹅足肌腱与胫骨之间的囊性组织。

五、特色治疗技术

(一)注射疗法操作技术

1.体位:患者取仰卧位,膝下垫枕。

2.定点:嘱患者做对抗阻力屈腿动作,确定鹅足肌腱,在其下方寻找压痛点并标记。

3.常规消毒、铺巾。

4.注射器型号及药物配比:5 ml 注射器(7 号针头),复方倍他米松注射液 0.5 ml+0.5%利多卡因 1 ml。

5.定向:自穿刺点 45°斜刺向胫骨骨面。

6.操作技法:术者左手定点,右手进针,针头直抵鹅足滑囊内,回抽无血后,推入配伍药液。

【经验纪要】

a.注射推注药物时,术者不应感觉有阻力。如果有阻力,说明针头可能在韧带或肌腱内,此时应将针头稍后退,直至注射时感觉无明显阻力为止。

b.3 周后可根据病情重复注射治疗。

c.注射疗法可单独使用,也可配合针刀松解同时进行。

(二)针刀治疗操作技术

1.体位:患者取仰卧位,膝下垫枕。

2.定点:嘱患者做对抗阻力屈腿动作,确定鹅足肌腱,在其下方寻找压痛点并标记。

3.常规消毒、铺巾。

4.定向:刀口线与鹅足肌腱走行方向平行。

5.操作技法:先使用0.5%利多卡因3ml局部麻醉,浸润平面至骨膜层,使用Ⅰ型4号汉章针刀,快速刺入,纵向疏通2～3针,横向剥离2～3针后,出针。

【经验纪要】

a.此处针刀操作切忌粗暴。

b.10天后可根据病情重复治疗。

c.对于病程日久反复不愈的患者,在上述针刀操作的基础上,可自标记点水平贴胫骨面进针,贴胫骨骨面铲剥3～4刀。

第六节　侧副韧带劳损

一、概述

侧副韧带劳损,是指膝关节内外侧副韧带的慢性累积性损伤,通常出现水肿、出血、机化、钙化等导致与胫骨、股骨髁骨面局部粘连或韧带松弛、弹性降低,进而影响膝关节的正常功能。临床上以内侧副韧带劳损更常见。

二、症状

患者诉膝关节酸痛不适,久行疼痛加剧,休息后疼痛减轻,下蹲困难,往往需双手支撑帮助才能起立,严重者不能下蹲。

患者的自诉症状有:

"我以前踢球损伤了膝盖,经过治疗好了很多,但是这个区域(指着侧副韧带区域)时常酸痛,跑多了就会痛。"

"我最近膝盖酸痛,蹲不下来,感觉这里(指着侧副韧带区域)有点肿。"

三、查体及特殊检查

(一)查体

患者膝内外侧副韧带处压痛阳性,局部可有硬结,侧方挤压试验可诱发疼痛。

(二)特殊检查

1.X线检查一般无特异性改变,老年患者可见膝关节退行性改变。

2.MRI检查可见患侧副韧带信号改变。

四、局部解剖

膝关节内侧副韧带上端起自股骨内收肌结节前下方股骨内上髁,向下分为前后两束,前束垂直向下止于胫骨内侧面,相当于胫骨粗隆水平;后束在关节水平呈扇形,向后下止于半月板、关节囊,并与腘斜韧带起点相连。内侧副韧带分为浅层和深层,浅层为稳定结构,深层为半月板附着。两层的后面部分互相交织在一起成为后斜韧带(起自内侧股骨髁上,止于半膜肌肌腱的止点)。膝关节外侧副韧带起于股骨外上髁,止于腓骨小头,腘肌腱在外侧副韧带与外侧半月板之间通过。内侧副韧带和外侧副韧带在伸膝时紧张,屈膝时松弛,半屈膝时最松弛。在半屈膝位,允许膝关节作少许旋内和旋外运动。

五、特色治疗技术

(一)针刀疗法操作技术

1.体位:患者取仰卧位,膝关节下垫枕。

2.定点:沿内外侧副韧带寻找压痛点并标记。

3.常规消毒、铺巾。

4.定向:刀体与皮肤垂直,刀口线与侧副韧带纵轴平行。

5.操作技法:术者左手定点,右手持针,刀体与皮肤垂直刺入,达骨面,纵行疏通2～3刀,手下有松动感即可出针,粘连较重者可横向贴骨面进针,将韧带从骨面部分少量松解。

【经验纪要】

针刀纵向疏通时,可沿肌纤维方向上下1～2cm,如有硬结可纵行切开,在韧带附着点只进行纵向疏通,不进行横向剥离。

(二)注射疗法操作技术

1.体位:患者取仰卧位,膝关节下垫枕。

2.定点:沿内外侧副韧带寻找压痛点并标记。

3.常规消毒、铺巾。

4.定向:与侧副韧带纵轴呈45°进针。

5.注射器型号及药物配比:2ml注射器(6号针头),复方倍他米松注射液0.25ml+0.5%利多卡因1ml。

6.操作技法:术者左手定点,右手持针,达病所,回抽无血后,推入配伍药液。

【经验纪要】

a.注射疗法需严格无菌操作,3周后可根据病情重复注射治疗。

b.注射疗法可单独使用,也可结合针刀松解同时进行。

第七节　膝关节强直

一、概述

膝关节强直,是指由于膝部骨折、感染或炎症、长期制动等因素导致膝关节软组织粘连和挛缩,从而引起膝关节伸直和屈曲功能受限的一类疾病。

二、症状

患者膝关节活动受限或丧失活动能力,关节被动活动时可扪及磨砂感;可伴关节疼痛和跛行。

患者的自诉症状有:

"我的膝关节半年前发生过感染,之后膝关节就弯曲不了了,走路瘸。"

"3个月前膝关节骨折打了石膏,拆除之后发现膝关节只能保持在打石膏时的位置。"

三、查体及特殊检查

(一)查体

患者膝关节主动、被动屈伸功能部分或全部丧失,髌骨活动度差,膝关节活动时可扪及磨砂感。

(二)特殊检查

X线检查和MRI检查可排除骨化性肌炎、异位骨化、陈旧性骨折、肿瘤等疾病。

四、局部解剖

膝关节由股骨内外侧髁和胫骨内外侧髁及髌骨构成。关节囊较薄且松弛,附着于各骨关节软骨的周缘。关节囊的周围有韧带加固。髌韧带是股四头肌肌腱的延续(髌骨为该肌腱内的籽骨),从髌骨下端延伸至胫骨粗隆,在髌韧带的两侧有髌内外侧支持带,为股内侧肌和股外侧肌腱膜的下延,并与膝关节囊相编织;后方有腘斜韧带加强,由半膜肌的腱纤维部分编入关节囊形成;内侧有胫侧副韧带,为扁带状,起自内收肌结节,向下放射编织于关节囊纤维层;外侧为腓侧副韧带,是独立于关节囊外的圆形纤维束,起自股骨外上髁,止于腓骨小头。

五、特色治疗技术

（一）膝关节功能康复运动训练

膝关节功能康复运动训练包括膝关节活动范围锻炼、膝关节周围肌肉力量和强度锻炼，逐步增加关节活动角度和股四头肌、股二头肌、胫前肌、小腿三头肌等抗阻力训练，增强以上肌肉群的力量和强度，提高膝关节的稳定性。

（二）针刀疗法操作技术

1.体位：患者取仰卧位。

2.定点：在股四头肌肌膜间、股四头肌附着点、髌骨周围韧带、髌上囊、髌下脂肪垫、关节囊、膝内外侧副韧带起止点周围寻找压痛点或软组织挛缩硬结并标记。

3.常规消毒、铺巾。

4.定向：针刀与局部表皮垂直，刀口线与肌纤维方向平行。

5.操作技法：术者左手定点，右手持针，刺入后按照解剖层次，反复逐层切割粘连及瘢痕组织，纵行疏通，横行剥离，力求全面松解，至手下有松动感即可出针。出针后，术者应屈伸活动膝关节。

【经验纪要】

a.对于髌骨活动度较差者，应于髌骨两侧缘及上下连接的韧带进行重点剥离松解。

b.对韧带附着点予纵行疏通或横行剥离，注意操作手法，避免损伤韧带。

c.针刀需配合中药熏洗及手法治疗方能发挥最大疗效，中药熏洗应于针刀松解24 h后再进行。

（三）关节腔注射疗法操作技术

1.体位：患者取仰卧位，膝关节下垫枕。

2.定点：于髌骨下缘、髌韧带内侧或外侧1 cm处（内外膝眼）定点并标记。

3.常规消毒、铺巾。

4.注射器型号及药物配比：5 ml注射器(7号针头)，复方倍他米松注射液1 ml+2%利多卡因3 ml+0.9%氯化钠1 ml。

5.定向：标记点穿刺，向内上方膝关节腔刺入。

6.操作技法：术者左手定点，右手持针，快速刺入关节腔，稍回退，回抽无血后，推入配伍药液。

【经验纪要】

a.关节内注射需严格无菌操作。

b.注射疗法可结合针刀松解同时进行，也可在完成注射后，在局部麻醉药生效期间应用推拿疗法，逐步加大膝关节屈伸活动度。

(四)中药熏洗疗法

方药组成：伸筋草、海桐皮、红花、防风、怀牛膝、桃仁、艾叶、鸡血藤、炒杜仲、羌活、当归、仙茅、制川乌、制草乌、透骨草。

使用方法：先熏后洗，避免烫伤，诸药煎好后，倒入熏洗桶内，用布单由桶口至患膝上盖住，予患者熏蒸。待药液温度适宜时，嘱患者将患足浸于药液中浸泡，1次/天，每次30 min。

【经验纪要】

中药熏洗疗法具有活血化瘀、舒筋通络的功效，非常适用于慢性筋伤劳损。熏洗时，可配合局部按揉增强疗效；熏洗后，患者立刻进行功能锻炼往往疗效更好。中药熏洗疗法需于针刀或关节腔注射后24 h内进行。

(五)推拿运动手法

1.先使用㨰法、弹拨法放松膝关节周围肌肉。

2.患者取俯卧位，术者一手固定腘窝部，另一手握患踝向后扳屈小腿，逐渐加大膝关节屈曲度，以患者能忍受为度。

3.患者取仰卧位，术者两手重叠按于髌骨上方，利用上身的重力，使其膝伸至能忍受的限度。

【经验纪要】

a.患者进行中药熏洗或注射疗法后,立即进行推拿运动往往疗效更好。

b.各种特色疗法不是相互独立运用,而是有机结合的。对于早期患者,可采取中药熏洗及手法治疗;对于中晚期关节强直严重的患者,可行针刀联合关节腔注射及手法治疗。

c.膝关节功能康复运动训练应贯彻疗程的始终。

第八节　腘绳肌劳损

一、概述

腘绳肌劳损,主要是指股二头肌、半腱肌和半膜肌的慢性积累性损伤。该病多见于跑步训练的运动员,常因其极度屈髋和伸膝等导致。本病多发生于坐骨结节、腓骨小头和胫骨近端内侧面等腘绳肌的附着部位,肌肉和肌腱可出现不同程度的撕裂、局部粘连和肌腱炎性改变。

二、症状

患者大腿后侧疼痛、酸胀,可伴僵硬和痉挛,疼痛可延伸至腘窝。患者保持坐姿,系鞋带或跑步时经常感到大腿后侧疼痛。

患者自诉症状有:

"去年踢足球受伤了,大腿后侧有疼痛不适的感觉,当时未重视,现在经常觉得膝盖后面疼痛,有时候还感觉筋短了一截。"

"我一直有慢跑的习惯,最近跑步时经常感觉大腿和膝盖后面疼痛。"

三、查体及特殊检查

(一)查体

1.坐骨结节腘绳肌附着区压痛明显。

2.屈膝抗阻试验阳性。

3.患侧髋关节被动极度屈伸活动时,可诱发疼痛或使原有疼痛明显加剧。

(二)特殊检查

1.X线检查可排除其他疾病。

2.MRI检查可显示肌腱增厚、肌腱周围信号增加、肌腱附着处骨髓水肿,注意排除腘绳肌有无撕裂。与健侧对比,可见患侧软组织内炎症高信号及部分钙化肌腱。

四、局部解剖

腘绳肌由股二头肌、半膜肌和半腱肌组成,主要的肌肉共同起于坐骨粗隆(股二头肌的短头起源股骨后侧中段),半腱肌和半膜肌止于胫骨内髁的关节囊下缘,股二头肌止于腓骨头。

五、特色治疗技术

(一)针灸配合手法治疗

患者取俯卧位,先使用擦法及弹拨法放松腘绳肌;再用毫针沿腘绳肌依次垂直刺入阿是穴,得气后配合艾灸盒艾灸,留针30 min。7次为一个疗程。

【经验纪要】

按摩时间不宜过长,手法宜轻柔,至患者感觉肌肉放松即可。艾灸中,避免发生烫伤。

(二)针刀疗法操作技术

1.体位:患者取俯卧位。

2.定点:在坐骨结节、腓骨小头、胫骨内侧髁及大腿后侧肌腹寻找压痛点并标记。

3.常规消毒、铺巾。

4.定向：刀体与皮肤垂直，刀口线与肌肉纤维方向平行。

5.操作技法：术者左手定点，右手持针，针刀与皮肤垂直刺入，达病所后，先纵行疏通2～3刀，再横行剥离2～3刀。如遇硬结，可纵行切开，手下有松动感即可出针。

【经验纪要】

a.该疗法一般适用于腘绳肌僵硬、痉挛且患肢活动受限者。

b.在肌腱附着点只进行纵行疏通，不进行横行剥离。

c.腓骨小头处行针刀松解应谨慎，防止损伤腓总神经。

第九节　腘　窝　囊　肿

一、概述

腘窝囊肿，又叫"Baker's囊肿"，是腘窝深部滑囊肿大或膝关节滑膜囊向后膨出的统称。该病因各种因素导致关节内液体增多、压力增高而将滑液挤入腘窝内滑囊，从而形成囊肿。本病可分为先天和后天两类，前者多见于儿童，后者可由滑囊本身的疾病（如慢性损伤等）引起，老年人发病多与膝关节病变和增生性关节炎有关。

二、症状

1.儿童腘窝囊肿：大多数儿童出现腘窝囊肿可无明显症状，部分儿童可出现膝关节腘窝部位肿胀、凸起。

2.成人腘窝囊肿：发病初期患者多无症状，少数患者仅有腘窝不适或肿胀感，部分患者有下肢乏力感，一般对膝关节的屈伸功能无明显的影响。当囊肿增大至一定程度可在腘窝部位触摸到圆形、光滑、有波动感的囊肿，可伴膝后疼痛，但程度一般较轻，伸膝和屈膝受限。部分患者因囊肿导致静脉回流障碍而出现局部或膝关节以下部位水肿。

患者自诉症状有：

"我前阵子在膝盖后面摸到一个包,最近越长越大,现在经常感觉膝盖后面酸痛,下蹲时还很碍事。"

"我发现我家孩子膝盖后面可以摸到包块,两边都有,虽然活动好像没受太大的影响,但是总觉得不放心。"

三、查体及特殊检查

(一)查体

腘窝部可触及有弹性的囊性肿物,大小不一,触之有波动感,表面光滑,质地较软,压痛多不明显,与皮肤或其他组织不粘连。膝关节最大限度伸直时肿块最明显,张力增高而变硬;屈曲时肿块缩小或不见,张力降低而变软。严重者屈伸活动受限。

(二)特殊检查

1.腘窝囊肿在超声上表现为边界清晰、单室,腓肠肌与半膜肌内侧头肌腱之间无回声或低回声液体区。超声可评估囊肿的大小;囊内游离体及分割情况,可清晰地辨别囊肿与周围肌肉、神经和血管等组织的关系,可用于腘血管瘤及神经节囊肿的鉴别诊断。

2.MRI检查是诊断腘窝囊肿的金标准。腘窝囊肿通常在MRI上表现为T1加权像低信号、T2加权呈均匀高信号,并且可以观察到呈"鸟嘴样"与关节腔的交通口。MRI检查还可评估关节内并存的病变,如半月板撕裂、软骨损伤、韧带损伤情况等。

四、局部解剖

腘窝为膝后区的菱形凹陷。外上界为股二头肌腱,内上界主要为半腱肌和半膜肌,下内和下外界分别为腓肠肌内、外侧头。腘窝顶(浅面)为腘筋膜,是大腿阔筋膜的延续,向下移行为小腿深筋膜。腘筋膜由纵横交织的纤维构成,致密而坚韧。腘窝底自上而下为股骨腘面、膝关节囊后部及腘斜韧带、腘肌及其筋膜。腘窝囊肿位置多紧靠腘窝皱襞下内方,腓肠肌内侧头深层,以内侧半膜肌滑液囊肿和腓肠肌半膜肌滑液囊肿多见,常与后关节囊相通。

五、特色治疗技术

(一)针刺配合艾灸治疗

患者取俯卧位,用毫针直刺委中穴,并在囊肿周围采用合谷刺法,委中穴可行温针灸,或结束后在囊肿区域行艾灸治疗3~5壮。

【经验纪要】

a.在委中穴进针时,应控制进针的深度。针刺提插捻转时不宜过快过深,防止损伤血管、神经。

b.艾灸以透热为宜,避免发生烫伤。

(二)针刀疗法操作技术

1.体位:患者取俯卧位,踝部垫枕。

2.定点:于囊肿中心定点,并在中心周边寻找软组织硬结或条索或压之不适等阳性反应处并分别定点。

3.常规消毒、铺巾。

4.定向:刀体与皮肤垂直,刀口线与肌肉纤维方向平行。

5.操作技法:术者左手定点,右手持针,按照四步进针法,将针刀与皮肤垂直,刺入囊肿中心,先采取"十"字形切开囊壁,进行疏通减压引流,按压挤出或用注射器抽出透明的黏稠囊液,再分别刺入其他阳性反应定点处,纵横疏通,剥离粘连,解除卡压。

【经验纪要】

a.针刀治疗前,应先在腘窝处标出主要动静脉、神经体表投影及囊肿边缘。

b.如有条件,可在肌骨超声引导下进行穿刺。

c.腘窝囊肿的治疗方案需要根据患者的症状及囊肿类型决定。

d.对于无症状的腘窝囊肿可暂不处理。

第十节　腓肠外侧皮神经卡压综合征

一、概述

腓肠外侧皮神经卡压综合征多因小腿外侧受到长时间不当体位的压迫或因小腿上端骨折致石膏或夹板固定不当等导致腓肠外侧皮神经在小腿外侧中上段受压、刺激,进而引起小腿外侧疼痛、麻木及感觉减退等症状。患者多因小腿外侧麻木就诊,有时可伴足背外侧感觉减退。本病多见于小腿上端骨折、占位性病变及踝关节反复过度伸屈患者。

二、症状

患者主诉小腿外侧中上段可出现酸痛、麻木,伴有片状麻木区域,触诊局部有固定压痛点。病程长者可出现足背外侧皮肤感觉下降。

患者的自诉症状有:

"我的左小腿有时候特别麻,有时候水烫到都没有明显的感觉。"

"我右腿的膝盖外有时候能摸到一个包块,一按特别疼,有时候还麻。"

三、查体及特殊检查

(一)查体

1.小腿中上段外侧压痛,并可向足背放射,Tinel征阳性。

2.双侧小腿对比可发现小腿外侧片状感觉减退区域。

(二)特殊检查

1.肌电图检查。

2.腓肠肌外侧皮神经阻滞试验中,如症状迅速缓解,可明确诊断。

四、局部解剖

腓总神经(发自 L4～L5、S1～S2 神经根)自腘窝上角附近由坐骨神经起始部发出后,沿股二头肌内侧缘向下外方走行,绕过腓骨小头下方向前进入小腿上部外侧,穿出腓骨长肌上端,分为腓浅、腓深神经两个终支。腓肠肌外侧皮神经由腓总神经在腘窝处的分支发出,在小腿深筋膜与腓肠肌外侧头之间下降至小腿中部,穿出深筋膜,分布到小腿外侧和后面的皮肤。

五、特色治疗技术

(一)注射疗法操作技术

1.体位:患者取健侧卧位,膝部下面垫一薄枕,充分暴露下肢。

2.定位:在小腿外侧中上部附近寻找 Tinel 征阳性点并标记。

3.常规消毒,铺巾。

4.注射器型号及药物配比:2 ml 注射器(6 号针头),复方倍他米松注射液 0.5 ml+1%利多卡因 1 ml。

5.定向:垂直于皮肤进针。

6.操作技法:术者由标记的穿刺点进针,回抽无血后,缓慢推注配伍药液,边注射边回退,术毕贴无菌敷贴。

【经验纪要】

准确定位是治疗的关键,进针的方向和深度决定疗效。操作中术者动作宜轻柔,避免进针过深,防止操作不当而形成血肿进而加重压迫症状。

(二)针刀疗法操作技术

1.体位:患者取健侧卧位,膝部下面垫一薄枕,充分暴露下肢。

2.定点:腓骨小头下方或小腿外侧中上部附近寻找 Tinel 征阳性点并标记。

3.常规消毒,铺巾。

4.定向:垂直于皮肤进针,刀口线与下肢纵轴一致。

5.操作技法:术者左手定点,右手持针,快速刺入皮下组织。术者手下有涩滞感,患者有酸、胀、麻感时,即达腓肠外侧皮神经出筋膜卡压点位置,术者可在操作点周围做散刺或排刺,进针刀3～5点。局部按压1 min,术毕贴无菌敷贴。

【经验纪要】

a.针刀松解前,术者需掌握患者局部解剖结构和进针的深度与方向。对浅出小腿筋膜处的腓肠外侧皮神经进行松解,卡压症状即可解决。

b.对瘢痕组织的松解同样有利于解除神经卡压的症状。

c.应用超声引导定位更准确,可避免进针过深。

第十一节　隐神经卡压综合征

一、概述

隐神经卡压综合征,是指隐神经在穿出收肌管前口,经过膝踝关节骨突部时,因周围结缔组织病变压迫、刺激隐神经导致其支配区域发生疼痛、麻木、感觉异常的一组症候群。本病多见于中老年男性。需与股骨头坏死、下肢静脉功能不全、膝骨性关节炎、膝内侧半月板损伤等疾病相鉴别。

二、症状

大部分患者有膝内侧和小腿前内侧持续性疼痛及酸困感,行走时膝部发软,剧烈活动及站立过久时疼痛加重,卧床休息后症状缓解。

患者的自诉症状有:

"我的小腿经常有酸胀疼痛,走路很累,上下楼梯困难,受凉或久站后疼痛加重,卧床休息后就会好一点。"

三、查体及特殊检查

(一)查体

患者股骨内上髁上方10cm内收肌前口(隐神经出口)处有明显压痛并向膝或小腿内侧放射,局部Tinel征阳性。膝关节内侧及小腿局部皮肤感觉过敏或减退。部分患者可在股骨内上髁上方局部触诊时扪及痛性筋节或条索。

(二)特殊检查

神经肌电图检查:感觉传导潜伏期延长,传导速度减慢,波幅降低,卡压部位传导阻滞,神经卡压近端(膝段)神经损害较远端(踝段)严重。

四、局部解剖

隐神经为股神经四个终末支中最长的一支皮神经,也是全身最长的皮神经。起自腹股沟皱襞,下行至足内侧。自腹股沟韧带下方由股神经分出,可分为3段。

1.隐神经股段:在腹股沟韧带下方,自股神经分出后与股动脉、股静脉沿缝匠肌内缘向下相伴而行,在股中1/3段内侧面进入内收肌管上口。此管又称股腘管或Hunter管。入收肌管后,先与膝降动脉伴行,后与隐血管伴行,穿越收肌管前壁裂孔至缝匠肌深面。此裂孔为收肌管前口,由腱性组织围成,孔内隐神经周围有脂肪、结缔组织填充。

2.隐神经膝段:出裂孔后,隐神经与伴行血管在缝匠肌深面下行至膝关节内侧面,再贴关节囊外的腱性组织斜向后下方入缝匠肌与股薄肌腱间隙,穿缝匠肌下端后缘处的深筋膜浅出。

3.隐神经髌下支:隐神经穿出深筋膜后,发出髌下支加入髌丛,在缝匠肌下部肌腱的前缘穿出,至髌骨内侧缘处,分支分布于膝前内侧区,穿出点周围均为致密组织。

五、特色治疗技术

(一)针刀疗法操作技术

1.体位:患者取平卧位。

2.定点:

(1)于股骨内上髁上方10 cm内收肌前口(隐神经出口)寻找压痛点并标记。

(2)膝、踝部:于胫骨内上髁处、内踝处寻找压痛点并标记。

3.常规消毒,铺巾。

4.定向:针刀与皮肤垂直。

5.操作技法:

(1)隐神经出口点:术者左手固定,右手持针,刀口向上,刀刃的方向与髂前上棘和股骨内上髁连线平行进针,纵行疏通,剥离3~4次,出针,术毕贴无菌敷贴。

(2)膝踝部痛点:术者左手固定,右手持针,纵行疏通,剥离3~4次,出针,术毕贴无菌敷贴。

【经验纪要】

a.大隐静脉主干后缘是收肌管前口,隐神经穿出点远侧有膝上动脉,收肌管内有股动脉和股静脉,术中注意避免损伤动静脉。因股收肌腱板坚韧,股动静脉周围有疏松结缔组织,故术中不要做大幅度穿插动作。

b.膝踝部组织非常薄,针刀穿过筋膜即可,勿将针刀刺至骨面而引起局部疼痛。

(二)注射疗法操作技术

1.体位:患者取平卧位。

2.定点:

(1)于股骨内上髁上方10 cm内收肌前口(隐神经出口)寻找压痛点并标记。

（2）膝踝部：于胫骨内上髁、内踝处寻找压痛点并标记。

3.常规消毒，铺巾。

4.注射器型号及药物配比：2 ml注射器（6号针头），复方倍他米松注射液0.5 ml+1%利多卡因0.5 ml+生理盐水1 ml。

5.定向：于压痛点进针。

6.操作技法：术者左手定点，右手持针，回抽无血后，注入配伍药液。

【经验纪要】

a.当穿刺针穿入皮下后，术者应上下左右轻轻变换针尖的位置，引出患者酸痛或麻木感后，再注入配伍药液。

b.一般3周注射1次，一个疗程内不超过3次。

第十二节　腓浅神经皮支卡压综合征

一、概述

腓浅神经皮支卡压综合征，是指由慢性劳损、外力伤害或解剖结构的异常引起腓浅神经皮支在小腿外侧中下1/3穿深筋膜出口处的纤维管增生、挛缩而致出口变狭窄，进而产生卡压刺激，最终引起踝前及足背部疼痛、麻木、乏力等临床症状。本病好发于30～40岁人群，男女发病率无差异，常见于以跑步运动为主的群体，如足球、网球运动员等。

二、症状

患者踝部和足背有放射性疼痛、感觉丧失及肌力减退症状。疼痛程度与久站、久行关系密切，休息、抬高患肢后疼痛可减轻，故此疼痛又称为站立性疼痛。发病初期，患者站立或行走几十分钟后即产生疼痛，随着病情的进展，无痛站立及行走的时间缩短，疼痛加重。

患者的自诉症状有：

"我害怕走远路，走时间长了小腿外侧和足部就会疼痛、麻木。"

"我不能长时间站立,站久了腿痛、腿麻。"

"我之前小腿受过外伤,现在经常小腿下部疼痛、麻木,小腿没劲。"

三、查体及特殊检查

(一)查体

1.外踝尖近端10～12 cm处有固定的压痛点或Tinel征阳性。

2.腓浅神经皮支支配区的感觉减退。

3.部分患者会出现足踝部活动无力且受限。

4.足位于跖屈内翻位或背伸外翻位时,可诱发或加重症状。

(二)特殊检查

1.下肢X线检查、常规化验,一般无明显异常。

2.肌电图检查可有腓浅神经感觉传导速度减慢,潜伏期延长。

3.行外踝上痛点神经阻滞试验,患者用力活动后,若症状迅速缓解,可明确诊断。

四、局部解剖

腓浅神经是腓总神经的终支之一。腓浅神经由腓总神经发出后,先行于腓骨长短肌之间,下行于腓骨长肌和趾长伸肌之间,在小腿下1/3处穿深筋膜浅出,至浅筋膜层内下降,分为足背内侧皮神经和足背中间皮神经。足背内侧皮神经行于踝关节前方,分为两支,一支至趾内侧、足内侧面;另一支分布于第2、3趾背部相对缘的皮肤。足背中间皮神经于十字韧带表面行于足背外侧,发出趾背支分布于第3、4、5趾背部相对缘的皮肤。

五、特色治疗技术

(一)注射疗法操作技术

1.体位：患者取仰卧位，患膝关节伸直、放松，充分暴露小腿，膝下垫一软垫。

2.定位：在小腿外侧中下1/3处（筋膜穿出孔）附近寻找压痛点并标记。

3.常规消毒，铺巾。

4.注射器型号及药物配比：2 ml注射器（5号针头），复方倍他米松注射液0.5 ml+0.5%利多卡因1 ml。

5.定向：垂直于皮肤进针，直达骨面，回退少许。

6.操作技法：术者由标记的穿刺点进针，回抽无血后，采用5号针头纵疏通，剥离2～3次，并注射1 ml配伍药液；回退后，针头剥离粘连的筋膜皮下脂肪，然后注射1 ml配伍药液，术毕贴无菌敷贴。

【经验纪要】

a.准确定位是治疗的关键，进针的方向和深度决定疗效。

b.无法判断卡压深度时，术者可缓慢回退穿刺针，逐层注射。

c.局部注射时，可结合软组织松解术，疗效更佳。

(二)针刀疗法操作技术

1.体位：患者取仰卧位，患膝关节伸直、放松，充分暴露小腿，膝下垫一软垫。

2.定点：在小腿外侧中下1/3处（筋膜穿出孔）附近寻找压痛点并标记。

3.常规消毒，铺巾。

4.定向：刀口线和胫前肌纤维走形一致（针刀与腓骨纵轴线成10°～15°角）。

5.操作技法：针刀与床面垂直刺入，术者感觉手下有坚韧感，患者有酸麻胀的感觉时,可先纵行疏通,剥离2~3次,再横行剥离2~3次,然后采用切开剥离法将刀口继续刺入筋膜下,切割该神经深筋膜下出口处,手下有松动感即可出针。局部按压1min,术毕贴无菌敷贴。

【经验纪要】

腓浅神经皮支浅出点位于小腿外侧中下1/3处,即外踝尖上方约90mm处,术者应结合压痛点定位进刀位置。术者术中注意控制好进针的深度与方向,必要时可在超声引导下操作。

第十一章　足　部　疾　病

第一节　跟　痛　症

一、概述

跟痛症以跖底筋膜炎、跟骨脂肪垫炎多见。跖底筋膜炎多因久立、久行等长期慢性劳损所致。本病单侧发病,多见于年龄40～70岁的人。肥胖是易患因素之一,好发于肥胖、扁平足、弓形足患者。

二、症状

大多数患者足跟底部有酸痛、胀痛、刺痛或刀割样痛,可向足跖部放射,行走、弹跳时疼痛加重,按揉局部可缓解症状。

患者的自诉症状有:

"我的足底像是被针扎了一样。"

"我的足底痛得厉害,揉一揉会舒服一点。"

"我穿硬底鞋的时候,足跟痛得更明显。"

"早晨下床的时候足底痛得厉害,走一走会好一点。"

三、查体及特殊检查

(一)查体

1.大多数患者在跟骨底部或足底偏内侧有压痛。

2.跟腱的柔韧性可能会降低。

（二）特殊检查

X线检查可排除其他病变。肌骨超声及MRI检查可见跖腱膜增厚、水肿。

四、局部解剖

跖腱膜是足底深筋膜的一部分,是一种广泛的、多层次的纤维腱膜。起自跟骨结节的前缘,向远端分为5束,止于各足趾的近节趾骨,止于近节趾骨基底的纤维组织,起到保护足底肌肉、血管、神经及维持足纵弓的作用。

五、特色治疗技术

（一）注射疗法操作技术

1.体位:患者取俯卧位,足跟朝上,踝关节处垫薄枕。

2.定点:于足跟部最明显压痛处定点并标记。

3.常规消毒,铺巾。

4.注射器型号及药物配比:2ml注射器(6号针头),1%利多卡因0.5ml+复方倍他米松注射液0.5ml。

5.定向:针尖与跟骨垂直,穿刺进针,达骨面。

6.操作技法:术者左手定点,右手持针,针尖快速穿过筋膜,触及骨面,回退少许,回抽无血后,将配伍药液分散注射至压痛点。

【经验纪要】

a.在足底筋膜与跟骨之间注射,注射部位与深度一定要准确,防止注射至跟骨脂肪垫而致脂肪垫萎缩。

b.在注射前,一定要回抽,防止针尖误入血管内。

c.跟骨局部空间小,故要缓慢注射,防止因快速注射造成局部压力过高而引起剧烈疼痛。

d.注射一般3周1次,一个疗程内不超过3次。

e.减少负重,适当锻炼足部肌肉及韧带。

(二)针刀疗法操作技术

1.体位:患者取俯卧位,足跟朝上,踝关节处垫薄枕。

2.定点:于足跟部最明显压痛处定点并标记。

3.常规消毒,铺巾。

4.定向:针刀与跟骨垂直,刀口线与跖腱膜平行。

5.操作技法:术者左手拇指按压疼痛最明显处,右手持针,快速刺入皮下,探至骨面,稍微回退针刀,先纵行疏通1刀,再横行剥离1~2刀,手下有松动感即可出针。

【经验纪要】

在足跟部施行针刀,因痛感较其他部位强,所以术者定位准确后要快速进针,同时可予患者心理安慰,令其完全放松。若患者无法放松,可先予其局部浸润麻醉,再施行针刀松解。如1次针刀治疗未获痊愈,可于7天后行第2次针刀治疗。

附:跟骨脂肪垫炎

跟骨脂肪垫炎多因久立、久行或外伤造成脂肪垫损伤所致,临床表现为足跟部弥漫性胀痛、局部肿胀,压痛点大多位于足跟正中点靠后处。临床多采用针刀松解治疗,操作同跖底筋膜炎。

第二节　踝关节劳损

一、概述

踝关节劳损,多因踝关节长期慢性劳损或急性损伤后失治所致,以外侧副韧带劳损多见。

二、症状

大多数患者表现为慢性或间歇性胀痛、刺痛,或关节活动受限。

患者的自诉症状有:

"我的脚踝好像一直有刺扎。"

"我的脚踝痛得厉害,阴雨天疼痛会加重。"

"自从脚踝受伤后,我更容易崴脚了。"

三、查体及特殊检查

(一)查体

1.大多在外踝前下缘或内踝下有压痛。

2.踝关节被动内翻或外翻时,疼痛加重。

(二)特殊检查

X线检查可排除其他病变。MRI检查可明确踝关节肌腱、韧带及软骨损伤情况。

四、局部解剖

踝关节的内外侧分别由内外侧副韧带附着,可起到维持关节稳定性及防止足内外翻的作用。因内侧副韧带较外侧副韧带坚实,故外踝比内踝长而低,所以临床上以外侧副韧带劳损多见。

五、特色治疗技术

(一)针灸疗法

取穴:选取阿是穴、申脉穴、照海穴等。配合红外线灯照射,每次30 min。

【经验纪要】

针灸可不拘泥于循经取穴,可选取阿是穴以达"通则不痛"之目的,配合刺血拔罐,使旧血去、新血生。针刀治疗亦是一种较好的治疗方法。

(二)中药熏洗疗法

方剂组成:伸筋草、海桐皮、红花、防风、怀牛膝、桃仁、艾叶、鸡血藤、炒杜仲、羌活、当归、仙茅、制川乌、制草乌、透骨草。

使用方法:先熏后洗,将诸药煎好后,倒入熏洗桶内,用布单由桶口至患踝盖住进行熏蒸。在熏蒸过程中,若患者感觉温度较高时,可将患足移出,待药液温度适宜时,再将患足浸于药液中浸泡,1次/天,每次30 min。注意:避免发生烫伤。

【经验纪要】

中药熏洗疗法具有活血化瘀、舒筋通络之功效,非常适用于慢性劳损。熏洗时,可配合局部按揉,以增强疗效。

(三)注射疗法操作技术

1. 体位:患者取仰卧位,踝关节处垫薄枕。

2. 定点:于最明显压痛处定点。

3. 常规消毒,铺巾。

4. 注射器型号及药物配比:2 ml注射器(6号针头),1%利多卡因0.5 ml+复方倍他米松注射液0.5 ml。

5. 定向:针尖与距骨垂直,穿刺进针,达骨面。

6. 操作技法:术者左手定点,右手持针,使针尖快速穿过筋膜,触及骨面,回退少许,回抽无血后,将配伍药液注射至压痛点。

【经验纪要】

a. 注射疗法不作为常规疗法,仅在疼痛急剧或慢性疼痛保守治疗无效时应用。

b. 注射一般3周1次,一个疗程内不超过3次。

c. 患者减少负重,适当进行足部肌肉及韧带锻炼。

第三节 跟腱浅层滑囊炎

一、概述

跟腱浅层滑囊炎,是指跟腱跟骨止点处与皮肤之间的滑囊炎症,多因滑囊劳损、受压或反复摩擦刺激所致,常由鞋过紧或鞋型不合适引起。

二、症状

大多数患者为足跟后面的疼痛、肿胀。

患者的自诉症状有:

"我的足跟后面疼得厉害,不能用手碰。"

"我的足跟后面有点肿,里面好像有积液。"

"我一穿紧一点的鞋,足跟后面的疼痛就会加重。"

三、查体及特殊检查

(一)查体

1.大多数患者在跟骨正后方有压痛。

2.患者踝关节背伸时,出现轻微疼痛。

(二)特殊检查

X线检查可排除其他病变,必要时可行MRI检查。

四、局部解剖

跟腱浅层滑囊位于跟腱的跟骨止点处与皮肤之间,包绕周围腱性组织,分泌滑液,营养并润滑跟腱,可减少活动时跟腱与皮肤及骨突间的相互摩擦和慢性损伤。

五、特色治疗技术

(一)中药熏洗疗法

方剂组成:伸筋草、海桐皮、红花、防风、怀牛膝、桃仁、艾叶、鸡血藤、炒杜仲、羌活、当归、仙茅、制川乌、制草乌、透骨草等。

使用方法:先熏后洗,将诸药煎好后,倒入熏洗桶内,用布单由桶口至患踝盖住进行熏蒸。在熏蒸过程中,若患者感觉温度较高时,可将患足移出,待药液温度适宜时,再将患足浸于药汤中浸泡,1次/天,每次30 min。注意:避免发生烫伤。

【经验纪要】

中药熏洗疗法具有活血化瘀、舒筋通络、促进炎症吸收的功效,非常适用于慢性劳损。熏洗时,可配合局部按揉,以增强疗效。

(二)注射疗法操作技术

1.体位:患者取俯卧位,踝关节处垫一薄枕。

2.定点:于跟骨正后方最明显压痛处定点。

3.常规消毒,铺巾。

4.注射器型号及药物配比:2 ml注射器(6号针头),1%利多卡因0.5 ml+复方倍他米松注射液0.3 ml。

5.定向:针尖与跟腱垂直,深度在真皮下与肌腱附着处之间。

6.操作技法:术者左手定点,右手持针,使针尖快速穿过筋膜,触及跟腱,回退少许,回抽无血后,将配伍药液注射至压痛点。

【经验纪要】

a.注射时,术者可将局部皮肤缩拢,以便于进针。

b.切勿将药液注射至肌腱内。

c.注射一般3周1次,一个疗程内不超过3次。

(三)针刀疗法操作技术

1.体位:患者取俯卧位,踝关节处垫一薄枕。

2.定点:于跟骨正后方最明显压痛处定点并标记。

3.常规消毒,铺巾。

4.定向:针刀与跟腱皮肤垂直,刀口线与跟腱纵轴平行。

5.操作技法:术者左手拇指按压疼痛最明显处,右手持针,快速刺入皮下,探至跟腱,稍回退针刀,先纵行疏通1刀,再横行剥离1~2刀,手下有松动感即可出针。

【经验纪要】

a.针刀操作时,刀口线要与跟腱走行一致,防止切断跟腱纤维。

b.对疼痛敏感的患者,可先予局部浸润麻醉,再行针刀松解。

c.如1次针刀治疗未痊愈,可于7天后进行第2次针刀治疗。

d.治疗期间,嘱患者注意保暖、多休息,避免爬楼、爬山等剧烈运动。

第四节　跟骨后滑囊炎

一、概述

跟骨后滑囊炎,是指跟腱与跟骨后缘之间的滑囊炎症。多因滑囊长时间受压或反复摩擦刺激所致,常由鞋过紧或鞋型不合适引起。

二、症状

大多数患者表现为踝关节后部的疼痛、肿胀。

患者的自诉症状有:

"我一跷起脚尖,踝关节后面就疼得厉害。"

"我踝关节后面好像有点肿。"

三、查体及特殊检查

(一)查体

1.大多数患者在跟腱与踝关节之间有压痛。

2.踝关节跖屈时,疼痛加重。

(二)特殊检查

X线检查早期多无明显改变或可见骨质增生,晚期可见跟骨结节脱钙、囊样变。

四、局部解剖

跟骨后滑囊位于跟腱与跟骨后缘之间,起到润滑并减少跟腱与足跟之间反复摩擦的作用。

五、特色治疗技术

(一)中药熏洗疗法

方剂组成:伸筋草、海桐皮、红花、防风、怀牛膝、桃仁、艾叶、鸡血藤、炒杜仲、羌活、当归、仙茅、制川乌、制草乌、透骨草。

使用方法:先熏后洗,将诸药煎好后,倒入熏洗桶内,用布单由桶口至患踝盖住进行熏蒸。在熏蒸过程中,如患者感觉温度较高时,可将患足移出,待药液温度适宜时,再将患足浸于药液中浸泡,1次/天,每次30 min。注意:避免发生烫伤。

【经验纪要】

中药熏洗疗法具有活血化瘀、舒筋通络、促进炎症吸收的功效,非常适用于慢性劳损。熏洗时,可配合局部按揉,以增强疗效。

(二)注射疗法操作技术

1. 体位:患者取俯卧位,踝关节处垫一薄枕。

2. 定点:于跟腱与踝关节之间最明显压痛处定点并标记。

3. 常规消毒,铺巾。

4. 注射器型号及药物配比:2 ml注射器(6号针头),1%利多卡因0.5 ml+复方倍他米松注射液0.3 ml。

5. 定向:从跟骨后结节上方、跟腱外侧进针。

6. 操作技法:术者左手定点,右手持针,使针尖快速穿过筋膜,触及骨面,回退少许,回抽无血后,将配伍药液注射至滑囊内。

【经验纪要】

a. 可从跟腱外侧进针,避免损伤胫后动脉和神经。

b.切勿将配伍药液注射至肌腱内。

c.注射一般3周1次,一个疗程内不超过3次。

(三)针刀疗法操作技术

1.体位:患者取俯卧位,踝关节处垫一薄枕。

2.定点:于跟腱与踝关节之间最明显压痛处定点并标记。

3.常规消毒,铺巾。

4.定向:针刀与皮肤垂直,刀口线与跟腱纵轴平行。

5.操作技法:术者左手拇指按压于疼痛最明显处,右手持针,快速刺入皮下,探至骨面,稍回退针刀,先纵行疏通1刀,再横行剥离1~2刀,手下有松动感即可出针。

【经验纪要】

a.针刀操作时,刀口线要与跟腱走行一致,防止切断跟腱纤维。

b.对疼痛敏感的患者,可先予局部浸润麻醉,再行针刀松解。

c.如1次针刀治疗未痊愈,可于7天后进行第2次针刀治疗。

第五节　胫骨后肌腱鞘炎

一、概述

胫骨后肌腱鞘炎,是指肌腱在内踝部位发生的无菌性炎症。多因慢性劳损或遗传缺陷所致,常见于扁平足、踝内翻、超重患者。

二、症状

大多数患者表现为踝关节内侧的疼痛、肿胀。

患者的自诉症状有:

"一走路,我的踝关节内侧就会刺痛。"

"我这里好像有点肿胀(患者手指向踝关节内侧)。"

三、查体及特殊检查

(一)查体

1.大多数患者压痛在内踝正下方、后侧。

2.踝关节跖屈或内翻时,疼痛加重。

(二)特殊检查

X线检查可排除其他病变。

四、局部解剖

胫骨后肌肌腱经过内踝,在屈肌支持带的深面到达足底内侧,将胫骨后肌与足部相连,起到稳定足部、维持足弓与缓冲震荡的作用。

五、特色治疗技术

(一)针灸疗法

取穴:选取阿是穴、太溪穴、照海穴等。

操作:针刺得气后,取3柱长2.5cm清艾条,待艾条两端充分点燃后,置于20cm×20cm×10cm艾灸盒中,覆盖于针刺部位。

【经验纪要】

a.针灸不拘泥于循经取穴,可选取阿是穴以达"通则不痛"之目的。

b.艾灸时,防止发生烫伤。

(二)注射疗法操作技术

1.体位:患者取仰卧位,踝关节内收位。

2.定点:于内踝正下方疼痛最明显处定点并标记。

3.常规消毒,铺巾。

4.注射器型号及药物配比:2ml注射器(6号针头),1%利多卡因0.2ml+复方倍他米松注射液0.3ml。

5.定向：从内踝后缘正下方进针，针尖与肌纤维走向一致。

6.操作技法：术者左手定点，右手持针，使针尖快速穿过筋膜，当针尖刺入肌腱时会有橡皮样阻力感，回退少许，使针尖位于腱鞘内，回抽无血后，注入配伍药液至周围软组织出现梭形包块。

【经验纪要】

a.注射疗法定点需准确，进针后避免反复穿刺。

b.注射治疗一般3周1次，一个疗程内不超过3次。

(三)针刀疗法操作技术

1.体位：患者取仰卧位，踝关节呈内收位。

2.定点：于内踝正下方压痛点定点并标记。

3.常规消毒，铺巾。

4.定向：针刀垂直于痛点处进针，刀口与肌腱走行方向平行。

5.操作技法：术者左手定点，右手持针，快速刺破皮肤后，直达痛点，纵行切割3～4刀，手下有松动感即可出针。

【经验纪要】

a.针刀松解时，术者如感腱鞘未完全松开，可提起刀锋至腱鞘浅层再纵行切割数次，但不必强求彻底松解。

b.避免反复切割，防止损伤胫后血管和胫神经。

c.如1次针刀治疗未痊愈，可于7天后进行第2次针刀治疗。

第六节　踝管综合征

一、概述

踝管综合征，是指胫神经或其分支在踝管内受到卡压而产生的以局部或足底放射性疼痛、麻木为主要表现的综合征。本病与局部发育异常、炎症、外伤或占位性病变等因素有关，女性发病率高。

二、症状

大多数患者表现为行走、久站或劳累后足底出现边界不清的针刺感、烧灼感、麻木或浅感觉异常。

患者的自诉症状有：

"我这里火烧火燎地疼（指向踝关节内侧），按的时候会有触电感。"

"只要走路时间长了，我的脚底板就会麻麻的。"

三、查体及特殊检查

(一)查体

1.大多患者在内踝后下方有压痛、麻木感。

2.Tinel征阳性：叩击患者内踝后下方时，可诱发足底和足跟内侧皮肤麻木的症状加重，或出现放射痛。

(二)特殊检查

1.X线检查可判断踝部骨性结构有无异常。

2.MRI或超声检查可判断胫神经受压及周围软组织病变情况。

3.肌电图检查可明确胫神经损伤情况。

四、局部解剖

踝管位于内踝后下方，是狭长且无弹性的纤维骨性管道，浅层为屈肌支持带，深层由内踝尖、距跟骨内侧壁组成，踝管内自前内到后外依次为胫骨后肌腱、趾长屈肌腱、胫神经及动静脉、踇长屈肌腱。

五、特色治疗技术

(一)针刀疗法操作技术

1.体位：患者取侧卧位，内踝朝上，外踝处垫一薄枕。

2.定点:在内踝下前后缘与跟骨结节前后缘各定1点。

3.常规消毒,铺巾。

4.定向:针刀与皮肤垂直,刀口线与下肢纵轴呈45°角。

5.操作技法:术者左手定点,右手持针,快速刺入皮下,至手下有坚韧感时,采取提插刀法切割2～3刀,再呈扇形向上、向下各铲拨切割2～3刀,手下有松动感即可出针。

【经验纪要】

a.针刀松解时,刀口线务必与神经、血管走行一致,注意避免发生医源性损伤。

b.对疼痛敏感的患者,可先予局部浸润麻醉,再施行针刀松解。

c.如1次针刀治疗未痊愈,可于7天后进行第2次针刀治疗。

(二)注射疗法操作技术

1.体位:患者取侧卧位,内踝朝上,外踝处垫一薄枕。

2.定点:于内踝后下方最明显压痛处定点。

3.常规消毒,铺巾。

4.注射器型号及药物配比:2ml注射器(6号针头),1%利多卡因0.3ml+复方倍他米松注射液0.7ml。

5.定向:垂直进针。

6.操作技法:术者左手定点,右手持针,使针尖快速穿过筋膜,至手下有突破感,回抽无血后,将配伍药液注射至压痛点。

【经验纪要】

a.在注射前,一定要回抽,防止针尖误入血管内。

b.注射时,如遇触电感或阻力过大,可适当调整针刀方向。

c.注射一般2周1次,一个疗程内不超过3次。

d.保守治疗无效或反复发作者,可行手术治疗。

(三)中药熏洗疗法

方剂组成:伸筋草、海桐皮、红花、防风、怀牛膝、桃仁、艾叶、鸡血藤、炒杜仲、羌活、当归、仙茅、制川乌、制草乌、透骨草。

使用方法:先熏后洗,诸药煎好后,倒入熏洗桶内,用布单由桶口至患踝盖住进行熏蒸。在熏蒸过程中,如患者感觉温度较高时,可将患足移出,待药液温度适宜时,将患足浸于药液中浸泡,1次/天,每次30 min。注意避免发生烫伤。

【经验纪要】

中药熏洗疗法具有活血化瘀、舒筋通络、促进炎症吸收的功效,非常适用于慢性劳损。熏洗时,可配合局部按揉,以增强疗效。

第七节　蹋　囊　炎

一、概述

蹋囊炎是因足发育异常或受到反复挤压、摩擦刺激等导致跖趾关节内侧滑囊发生的无菌性炎症。蹋趾根部常见红肿、疼痛、畸形,多见于女性。

二、症状

大多数患者表现为蹋趾疼痛或足趾畸形,疼痛行走时加重,休息后减轻。

患者的自诉症状有:

"穿高跟鞋的时候,我的大脚趾内侧疼得厉害。"

"我的大脚趾好像变形了。"

三、查体及特殊检查

(一)查体

1.大多患者在蹋趾跖趾关节内侧有压痛。

2.踇趾外翻畸形。

(二)特殊检查

X线检查可明确关节间隙有无狭窄、骨赘形成或骨质硬化,亦可测量踇趾外翻角度明确诊断。

四、局部解剖

踇趾跖趾关节面由第1跖骨头的凸面与第1节趾骨的凹面共同形成,在其内侧面有一小滑囊,为踇囊,主要起润滑关节和缓冲震荡的作用。

五、特色治疗技术

(一)针刀疗法操作技术

1.体位:患者取仰卧位,足跟处垫一薄枕。

2.定点:于踇趾跖趾关节疼痛最明显处定点并标记。

3.常规消毒,铺巾。

4.定向:针刀与皮肤垂直,刀口线与足纵轴平行。

5.操作技法:术者左手定点,右手持针,快速刺入皮下,达痛点,行纵行疏通,剥离2~3刀,手下有松动感即可出针。

【经验纪要】

a.针刀疗法多用于踇囊炎早期或外翻不严重者,可配合使用跖骨垫、硅胶垫或矫形鞋垫。

b.如1次针刀治疗未痊愈,可于7天后进行第2次针刀治疗。

(二)注射疗法操作技术

1.体位:患者取仰卧位,足部取外旋位。

2.定点:于踇趾跖趾关节疼痛最明显处定点并标记。

3.常规消毒,铺巾。

4.注射器型号及药物配比:2 ml注射器(6号针头),1%利多卡因0.3 ml+复方倍他米松注射液0.3 ml。

5.定向:从跖骨头近端进针,针尖与皮肤垂直。

6.操作技法:术者左手定点,右手持针,使针尖快速穿过筋膜,至手下有落空感,回抽无血后,将配伍药液注射至压痛点。

【经验纪要】

a.药物需注射至姆囊内,而非关节面。

b.注射疗法多用于控制炎症急性期及延缓关节炎的进展。

c.对保守治疗无效或畸形严重者,可行手术治疗。

d.注射治疗一般2周1次,一个疗程内不超过3次。

第八节　跗骨窦综合征

一、概述

跗骨窦综合征,是指因足内翻扭伤后而造成窦内韧带损伤、结缔组织增生或水肿,继而引发外踝跗骨窦区域疼痛、压痛、软组织肿胀及功能障碍的一种综合征。

二、症状

大多数患者表现为跗骨窦区的疼痛,足旋后或内翻时疼痛加重,少数患者有行走无力或自觉踝关节不稳。

患者的自诉症状有:

"自从崴脚了以后,我这里总是疼痛(指向外踝前下方),走路都不太稳了。"

三、查体及特殊检查

(一)查体

1.患者跗骨窦区有明显压痛。

2.足旋后或内翻时,疼痛加重。

(二)特殊检查

X线检查一般无明显异常,MRI检查可显示韧带有无断裂及软组织有无肿胀。

四、局部解剖

跗骨窦位于外踝前下方的凹陷中,由距骨沟与跟骨沟组成;其中的颈韧带与跟距骨间韧带分别起到限制足过度内翻与防止足向后脱位的作用。

五、特色治疗技术

(一)针刀疗法操作技术

1.体位:患者取健侧侧卧位,患踝轻度跖屈内翻。

2.定点:于跗骨窦外踝开口处定点并标记。

3.常规消毒,铺巾。

4.定向:针刀与皮肤垂直,刀口线与足纵轴平行。

5.操作技法:术者左手拇指置于外踝下方,向足远端做滑动触诊,触及凹陷处即为跗骨窦外踝开口,再右手持针,快速刺入窦口,有阻力感处行纵行疏通,横行剥离2~3刀,再向内铲拨3~4刀,剥离窦内粘连组织,手下有松动感即可出针。

【经验纪要】

跗骨窦外口及后方筋膜需充分松解、减压,方可获得理想疗效。如1次针刀治疗未痊愈,可于7天后进行第2次针刀治疗。

(二)注射疗法操作技术

1.体位:患者取健侧侧卧位,患踝轻度跖屈内翻。

2.定点:于跗骨窦外踝开口处定点并标记。

3.常规消毒,铺巾。

4.注射器型号及药物配比:2 ml注射器(6号针头),1%利多卡因0.4 ml+复方倍他米松注射液0.3 ml。

5.定向:从跗骨窦窦口进针,针尖与皮肤垂直。

6.操作技法:术者左手定点,右手持针,使针尖快速穿过筋膜,触及骨面,回退少许,回抽无血后,将配伍药液注射至压痛点。

【经验纪要】

a.疗效的关键是将药物注射至窦口内。

b.注射治疗一般2~3周1次,一个疗程内不超过3次。

第九节 跖 痛 症

一、概述

跖痛症,是指由于过度负重、急慢性损伤或发育异常等因素导致前足横弓劳损或跖神经受压而引起前足跖骨干及跖骨头跖面疼痛的一类疾病,多见于中老年人。

二、症状

大多数患者表现为前足跖面疼痛,负重或行走时加重,休息后缓解。

患者的自诉症状有:

"我的前脚底板疼得厉害,现在只敢用脚后跟走路了。"

"我的脚趾头根部疼得厉害,走平路就好像踩在石头上。"

三、查体及特殊检查

(一)查体

1.大多患者在跖趾关节处有压痛。

2.局部足底皮肤可见角质增厚或胼胝形成。

(二)特殊检查

X线检查多无异常或可见跖骨头增宽、外形不规则。

四、局部解剖

前足是承受身体重量的机械应力结构之一,当人直立及行走时,重力经足弓分散传达至前足跖面。跖板位于足跖趾关节底,作为梯形的纤维软骨板参与跖趾关节构成,在横断面呈现中间厚两边薄的结构特点,可起到支持与减震及应力传导的作用。

五、特色治疗技术

(一)注射疗法操作技术

1.体位:患者取仰卧位,足跟处垫一薄枕。

2.定点:于跖趾关节最明显压痛处定点并标记。

3.常规消毒,铺巾。

4.注射器型号及药物配比:2 ml注射器(6号针头),1%利多卡因0.3 ml+复方倍他米松注射液0.2 ml。

5.定向:针尖与跖骨头垂直,穿刺进针,达骨面。

6.操作技法:术者左手定点,右手持针,使针尖快速穿过筋膜,触及骨面,回退少许,回抽无血后,将配伍药液注射至压痛点。

【经验纪要】

a.注射部位与深度一定要准确,注射时术者如遇触电感或阻力过大,可适当调整针刀方向。

b.一般2~3周注射1次,一个疗程内不超过3次。

c.减少负重,适当足部肌肉及韧带锻炼。

(二)针刀疗法操作技术

1.体位:患者取仰卧位,足跟处垫一薄枕。

2.定点:于跖趾关节最明显压痛处定点并标记。

3.常规消毒,铺巾。

4.定向:针刀与跖骨垂直,刀口线与足纵轴平行。

5.操作技法:术者左手定点,右手持针,快速刺入皮下,探至骨面,稍回退针刀,于硬结或钝厚处先纵行疏通1刀,再横行剥离1~2刀,手下有松动感即可出针。

【经验纪要】

a.建议轻症患者穿软底鞋。

b.如1次针刀治疗未痊愈,可于7天后进行第2次针刀治疗。

c.若保守治疗无效或合并严重畸形,可行手术治疗。

(三)中药熏洗疗法

方剂组成:伸筋草、海桐皮、红花、防风、怀牛膝、桃仁、艾叶、鸡血藤、炒杜仲、羌活、当归、仙茅、制川乌、制草乌、透骨草。

使用方法:先熏后洗,将诸药煎好后,倒入熏洗桶内,用布单由桶口至患踝盖住进行熏蒸。在熏蒸过程中,如患者感觉温度较高时,可将患足移出,待药液温度适宜时,再将患足浸于药液中浸泡,1次/天,每次30min。注意避免发生烫伤。

【经验纪要】

中药熏洗疗法具有活血化瘀、舒筋通络、促进炎症吸收的作用,非常适用于慢性劳损。熏洗时,可配合局部按揉,以增强疗效。

第十节 跟 腱 炎

一、概述

跟腱炎,是指由于慢性劳损、过度运动、外伤或感染等因素而引起跟腱周围腱膜、跟腱下滑囊、脂肪等组织发生的无菌性炎症反应。本病主要表现为跟腱部位肿胀、疼痛,部分患者可伴有跟骨结节肿大等症状。

二、症状

大多数患者表现为跟腱部位肿胀、疼痛,活动或跑跳后疼痛加重。患者的自诉症状有:

"我的跟腱有点肿痛,摸着好像厚了一点。"

"我脚后跟上方疼得厉害,跑步时会更疼。"

三、查体及特殊检查

(一)查体

1.大多数患者在跟骨上方约4cm处有压痛。

2.踝关节背伸时,疼痛加重。

(二)特殊检查

X线检查多无异常。

四、局部解剖

跟腱由小腿三头肌(比目鱼肌、腓肠肌内、外侧头)肌腱在足跟上方约15cm处融合形成,止于跟骨背面,起到屈小腿及足跖屈的作用。

五、特色治疗技术

(一)注射疗法操作技术

1.体位：患者取俯卧位，踝关节处垫一薄枕。

2.定点：于跟腱疼痛最明显处定点并标记。

3.常规消毒，铺巾。

4.注射器型号及药物配比：2 ml注射器（6号针头），1%利多卡因 0.7 ml＋复方倍他米松注射液0.3 ml。

5.定向：针尖与跟腱平行。

6.操作技法：术者左手定点，右手持针，使针尖快速穿过筋膜，触及 跟腱，回退少许，回抽无血后，将配伍药液注射至腱鞘周围。

【经验纪要】

a.注射部位为腱鞘周围，切勿注射至腱鞘内。

b.治疗后嘱患者减少负重，适当锻炼足部肌肉及韧带。

c.一般2周注射1次，一个疗程内不超过3次。

(二)针刀疗法操作技术

1.体位：患者取俯卧位，踝关节处垫一薄枕。

2.定点：于跟腱两侧最明显压痛处定点并标记。

3.常规消毒，铺巾。

4.定向：针刀与跟腱皮肤垂直，刀口线与跟腱纵轴平行。

5.操作技法：术者左手定点，右手持针，快速刺入皮下，刺透腱膜，纵行疏通1～2刀，再横行剥离1～2刀，手下有松动感即可出针。

【经验纪要】

刀口线务必与跟腱纵轴平行，若患者跟骨结节处有压痛点，可一并予以治疗。如1次针刀治疗未痊愈，可于7天后进行第2次针刀治疗。

（三）中药熏洗疗法

方剂组成：伸筋草、海桐皮、红花、防风、怀牛膝、桃仁、艾叶、鸡血藤、炒杜仲、羌活、当归、仙茅、制川乌、制草乌、透骨草。

使用方法：先熏后洗，诸药煎好后，倒入熏洗桶内，用布单由桶口至患踝盖住进行熏蒸。在熏蒸过程中，如患者感觉温度较高时，可将患足移出，待药液温度适宜时，再将患足浸于药液中浸泡，1次/天，每次30min。注意避免发生烫伤。

【经验纪要】

中药熏洗疗法具有活血化瘀、舒筋通络、促进炎症吸收的作用，非常适用于慢性劳损。熏洗时，可配合局部按揉，以增强疗效。

第十一节　足踝背腱鞘囊肿

一、概述

足踝背腱鞘囊肿，是指由于长期受反复应力或摩擦等因素影响导致局部胶原组织发生黏液性变，形成无定形的胶状物，继而形成腱鞘囊肿，以单房性囊肿多见。临床多表现为局部无痛性圆形包块，好发于中年女性。

二、症状

大多数患者表现为足踝背部有无痛性包块，部分患者可由于囊肿增大、张力增高后出现酸胀或不适感。

患者的自诉症状有：

"我的足背长了个包块，有几年了，按着也不太疼。"

"这半年我都在跑步减肥，我的左足背上长了个包块，最近好像有点变大了，有时会酸胀。"

三、查体及特殊检查

(一)查体

患者足踝背部可触及一表面光滑、活动度可、有波动感的囊性包块,一般无明显压痛。

(二)特殊检查

一般可行局部包块彩超或MRI检查以明确诊断。

四、局部解剖

足踝背腱鞘囊肿多来自于足背动脉外侧的趾长伸肌腱腱鞘,一般由囊壁、蒂部及囊液构成;表面光滑,有囊性感,很少有压痛,囊内有胶状样物,包膜完整。

五、特色治疗技术

(一)针刀疗法操作技术

1.体位:患者取仰卧位,跟腱处垫毛巾卷,使踝关节处于轻度跖屈位。

2.定点:于囊肿最高点处定点并标记。

3.常规消毒,铺巾。

4.定向:针刀垂直于囊肿最高点处进针,刀口与肌腱走行方向平行。

5.操作技法:术者左手固定囊肿,右手持针,快速刺破皮肤,直达囊肿中心部位,采用散刺法将基底部四周刺破,同时挤压放液至皮肤平坦为止。

【经验纪要】

a.针刀操作中注意避开足背动脉,防止发生医源性损伤。

b.针刀治疗后,可用绷带加压包扎。

c.每日数次于囊肿处加压按摩,坚持7～10天。

(二)注射疗法操作技术

1.体位:患者取仰卧位,跟腱处垫毛巾卷,使踝关节处于轻度跖屈位。

2.定点:于囊肿远端基底部定点并标记。

3.常规消毒,铺巾。

4.注射器型号及药物配比:5 ml注射器(7号针头),复方倍他米松注射液0.2 ml+0.5%利多卡因0.3 ml。

5.定向:注射器与皮肤平行,从远端向近端进针至囊肿中心部位。

6.操作技法:术者用力抽吸囊腔内容物,如囊肿为多房性需逐个刺破囊肿,间隔抽吸,直至局部皮肤变平;抽吸完毕后,固定针头,更换注射器,使用生理盐水对囊腔进行冲洗,并吸净冲洗液;继续保持针头在囊内,注入上述配伍药液,局部予加压包扎。

【经验纪要】

a.本病治疗成功及降低复发率的关键在于囊液是否被抽吸干净及是否予以局部加压包扎。

b.若囊腔内容物难以抽吸干净时,可配合针刀在囊肿基底部穿刺,使用纱布在刀口四周挤压放液。

c.注射治疗后,可每日数次于囊肿处加压按摩,坚持7～10天。

d.本病有易复发的特点,必要时可采取手术治疗。

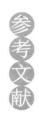

［1］庞继光.针刀医学基础与临床:肌损伤、周围神经卡压分册[M].北京:人民卫生出版社,2019.

［2］庞继光.针刀医学基础与临床:骨关节疾病分册[M].北京:人民卫生出版社,2019.

［3］李石良.针刀应用解剖与临床(上卷)[M].北京:中国中医药出版社,2014.

［4］李石良.针刀应用解剖与临床(下卷)[M].北京:中国中医药出版社,2014.

［5］Bruce Carl Anderson.门诊骨科基础治疗学[M].3版.崔赓,唐佩福,孙改生,译.北京:人民军医出版社,2008.

［6］陈德松.局部封闭[M].2版.上海:上海科学技术出版社,2021.

［7］雷胜龙.神经卡压综合征针刀整体松解治疗与康复(专科专病针刀治疗与康复丛书)[M].北京:中国医药科技出版社,2010.

［8］吴绪平.中国针刀治疗学[M].北京:中国医药科技出版社,2017.

［9］郭长青.针刀医学[M].2版.北京:中国中医药出版社,2017.

［10］詹红生,程英武.脊柱手法医学[M].北京:人民卫生出版社,2020.

［11］中华医学会.临床技术操作规范:疼痛学分册[M].北京:人民军医出版社,2004.

［12］梁繁荣,王华.针灸学(十四五 规划教材)[M].5版.北京:中国中医药出版社,2021.

［13］潘珺俊,冯敏山,徐惠青,等.基于文献研究的针刀治疗不良事件现状统计及对策分析[J].北京中医药,2021,40

（12）:1310-1320.

［14］徐建国,罗爱伦,田玉科,等.糖皮质激素在慢性疼痛治疗中应用的专家共识[J].临床麻醉学杂志,2009,25(3):192-193.

［15］中华中医药学会.中医整脊科临床诊疗指南[M].北京:中国中医药出版社,2020.

［16］汤增芳,刘奇奇,朱俊琛.小针刀松解枕下三角区治疗颈源性眩晕临床观察[J].光明中医,2022,37(21):3933-3936.

［17］马幸福,朱俊琛,王超,等.后溪深刺联合红外线照射作辅助治疗神经根型颈椎病的疗效[J].颈腰痛杂志,2019,40(1):82-83,85.

［18］侯延巍,李晓,郭豪.小针刀术治疗寰枕筋膜挛缩型颈椎病[J].长春中医药大学学报,2016,32(3):571-573.

［19］王怀泽,朱俊琛,马幸福,等.深刺颈夹脊穴联合颈椎卧位持续牵引治疗神经根型颈椎病的临床疗效观察[J].中医药临床杂志,2022,34(8):1528-1532.

［20］熊应宗,朱俊琛,龚悦诚,等.痛点针刀闭合松解联合颈椎椎间孔注射治疗神经根型颈椎病的疗效观察[J].按摩与康复医学,2022,13(1):31-33,37.

［21］熊应宗,朱俊琛,王超,等.卧位牵引配合颈椎间孔注射治疗神经根型颈椎病的临床疗效观察[J].中国中医骨伤科杂志,2019,27(1):31-34.

［22］周忠良,朱俊琛,唐汪军,等.针刀整体松解术联合温针灸治疗项痹病的临床研究[J].中华中医药杂志,2019,34(8):3854-3857.

［23］项杰,陈肖肖,王章富,等.胸廓出口综合征的诊断治疗进展[J].中国骨伤,2019,32(2):190-194.

［24］龚悦诚,朱俊琛,刘奇奇.关节腔注射、运动疗法联合中药熏洗治疗粘连期肩周炎的临床观察[J].安徽中医药大学学报,2020,39(6):18-21.

［25］龚悦诚,朱俊琛,刘奇奇.关节腔注射、运动疗法联合中药熏洗治疗粘连期肩周炎的临床观察[J].安徽中医药大学学报,2020,39(6):18-21.

[26] 李晓敏,田向东,王晓慧,等.针刀联合小剂量激素封闭疗法治疗肩峰撞击综合征的临床观察[J].中国中医急症,2023,32(3):499-502.

[27] 刘奇奇,龚悦诚,贺业霖,等.针刺与针刀治疗肩胛下肌损伤临床疗效观察[J].中医临床研究,2021,13(24):137-139.

[28] 贺业霖,朱俊琛,龚悦诚,等.彩色超声引导下针刀治疗肩胛上神经卡压综合征临床疗效观察[J].河南中医,2020,40(5):776-779.

[29] 单云官,魏焕萍,张玉和,等.四边孔综合征的解剖学基础[J].解剖与临床,2004(3):146-148.

[30] 王春生,张维斌,杨英昕,等.四边孔综合征及非手术治疗[J].沈阳医学院学报,2015,17(2):78-79,82.

[31] 贺业霖,朱俊琛,龚悦诚,等.超声引导下针刀联合局部封闭治疗桡骨茎突狭窄性腱鞘炎临床研究[J].陕西中医药大学学报,2021,44(5):79-82.

[32] 刘奇奇,龚悦诚,朱俊琛.小针刀治疗Ⅱ、Ⅲ期拇指狭窄性腱鞘炎的临床效果[J].中国医药导报,2021,18(27):146-149.

[33] 楚惠,卢以茜,肖青娥,等.针刺天枢治疗腹外斜肌损伤31例[J].中国针灸,2023,43(5):552-554.

[34] 郑保主,朱俊琛,周忠良,等.微型针刀配合腕踝针对腰椎间盘突出症患者疗效及功能恢复的影响[J].四川中医,2021,39(8):192-195.

[35] 苏毅,朱俊琛,马幸福,等.夹脊穴温针灸治疗腰椎间盘突出症的疗效及安全性评价[J].针灸临床杂志,2021,37(1):44-47.

[36] 马晟,曾蕊,赵学千,等.铍针治疗腰椎术后综合征40例临床报道[J].中国中医骨伤科杂志,2021,29(12):57-60.

[37] 聂勇,王超,朱俊琛.温针灸联合推拿、热敷治疗对肾阳虚慢性腰背痛患者畏寒、疼痛症状和生活质量影响[J].辽宁中医药大学学报,2019,21(4):174-176.

[38] 郑智文,朱俊琛,贺业霖,等.痛点与椎间孔点入路针刀松解术治疗腰椎间盘突出症的远期疗效:一项前瞻性研究[J].颈腰痛杂志,2023,44(1):

32-35.

[39] 杜心如,张一模,顾少光,等.臀中皮神经的形态特点及其与臀骶部痛的关系[J].中国临床解剖学杂志,1996(3):190-192.

[40] 王超,李迎春,朱俊琛,等."矫筋正骨法"针刀治疗膝骨关节炎临床疗效观察[J].安徽中医药大学学报,2022,41(5):80-84.

[41] 王超,朱俊琛,郑智文,等.痛点针刀松解对膝关节骨性关节炎患者部分运动步态和血清TNF-α及IL-1的影响[J].中国骨伤,2022,35(9):848-852.

[42] 马幸福,朱俊琛,王超,等."一穴双针"刺法治疗早中期膝骨性关节炎疗效观察[J].中医药临床杂志,2020,32(7):1313-1317.

[43] 朱俊琛,龚悦诚,王超,等.针刀治疗早中期膝骨性关节炎的近远期疗效观察[J].中医药临床杂志,2020,32(6):1119-1122.

[44] 李迎春,朱俊琛,王超,等.膏摩联合玻璃酸钠注射治疗膝骨关节炎的临床研究[J].中华全科医学,2020,18(3):370-373,487.

[45] 熊应宗,朱俊琛,王超,等.针刀联合塞来昔布治疗膝骨关节炎的临床疗效观察[J].中国中医骨伤科杂志,2020,28(2):19-23.

[46] 李迎春,朱俊琛,王超,等.针刀松解联合股四头肌锻炼治疗内翻型膝骨关节炎的临床观察[J].颈腰痛杂志,2020,41(1):65-67.

[47] 王震寰,秦登友.隐神经卡压征的临床解剖学研究[J].中国矫形外科杂志,2002(7):76-78.

[48] 谢永财,陈跃,林海鸣.针刀治疗腓浅神经皮支卡压综合征的应用解剖[J].福建中医学院学报,2001(2):30-31.

[49] 马幸福,朱俊琛,贺业霖,等.针刀松解联合封闭治疗跗骨窦综合征疗效观察[J].广西中医药大学学报,2020,23(1):36-40.

[50] 赵善旭,朱俊琛.中药熏洗联合超声引导下针刀松解治疗跖筋膜炎疗效观察[J].山西中医药大学学报,2023,24(2):172-175,179.